¡Es Difícil Morir!

¿Me Aferro A La Vida o Me Dejo Ir?

Enrique A. Cordero

Correo electrónico: enrique@eacordero.com
Sitio Web: https://www.eacordero.com
Seguir: Twitter, Instagram, and Facebook

Formato interior por Mary B. Cordero
Editor en español: Francisco J. Massana

ISBN: 978-1-945812-97-2
Publicado por Richter Publishing LLC
www.richterpublishing.com

Impreso en Tampa, Florida USA

Portada de yupiramos@GoGraph.com
Diseño de portada de Enrique A. Cordero
y Mary B. Cordero

Dedicatoria

Este libro está dedicado a mi Llama Gemela, Mary Benedetto Cordero. Su paciencia infinita, comprensión, compasión, conceptos espirituales, palabras interminables de aliento y un amor que trasciende el tiempo y el espacio, fueron fundamentales en la publicación de este libro. Gracias por sus perlas de sabiduría que proporcionó a lo largo de todo este proceso.

A mis padres, Luis D. Cordero y María T. Cordero, por inculcarme una sed insaciable por aprender, una fe sin límites y un espíritu de descubrimiento. Por haberme enseñado a ver más allá de lo obvio. Su presencia, guía y aliento siempre han levantado mi espíritu y han arrojado luz sobre el camino de mi vida.

A los innumerables hombres y mujeres que pasan por desapercibido en el campo de la medicina: los médicos, enfermeras, terapeutas respiratorios, personal de laboratorio y radiología, los técnicos al cuidado de los pacientes, los servicios ambientales (limpieza), los servicios de alimentos y muchos más. Estos individuos proporcionan las funciones esenciales para aquellos que sufren los caprichos de la existencia humana: las conmociones físicas, mental, emocional y espirituales que ocurren al enfrentar nuestra finitud.

Finalmente, dedico este libro a todos los pacientes, familiares y amigos por haberme enseñado tanto a lo largo de los años. Me han proporcionado una multitud de lecciones indispensables; lecciones que ninguna universidad puede enseñar. Todos ustedes me han proveído el máximo privilegio y la ventaja de aprender acerca de la vida, el amor y la muerte.

 C08 80

Agradecimientos

- A mi esposa, Mary, gracias por tu participación, ojo artístico, habilidades de publicación y edición y las innumerables noches de insomnio que compartimos. Y por tu incalculable ayuda para llevar a cabo esta publicación.

- Gracias a Marianne Posar Duda, MS, RDN, LDN, CNSC, Nutricionista Clínica, por contribuir con su artículo, Nutrición Artificial e Hidratación. Gracias por sus ideas y experiencia.

Cʒ ४Ɔ

Aclaración

El contenido de este libro se basa en más de cuatro décadas de experiencias vividas de primera mano, así como en las ideas y opiniones del autor. Se ha tenido el máximo cuidado para garantizar la exactitud de la información proporcionada. Se han incluido referencias e información de diversas fuentes para animarle a investigar el tema. Este libro fue escrito para proporcionarle a usted, el lector, los hechos básicos necesarios para tomar decisiones informadas al *final de su vida*. El propósito de este libro también es el de inspirar al lector a pensar sobre este tema tan importante en nuestra vida; ya que todos pretendemos ignorarlo de una forma u otra. El contenido de este libro no constituye, en modo alguno, ningún asesoramiento legal, médico, psicológico, religioso o financiero. El autor y el editor no se dedican, de manera alguna, a prestar servicios profesionales de salud en esta publicación. Siempre consulte con un profesional de la salud antes de tomar cualquier decisión. Las decisiones que usted tome son exclusivamente suyas.

El autor y el editor quedan exentos de cualquier responsabilidad personal o colectiva, directa o indirectamente, por el asesoramiento o información presentada en este libro. Las anecdóticas aquí reveladas han sido cuidadosamente reconstruidas para proteger la privacidad de las personas. Cualquier similitud con los casos reales es pura coincidencia.

Introducción

El primer capítulo de este libro se titula, *Así Que, Aquí Estoy: En Un Lugar Que Nunca Me Imaginé*. Les presentaré a un paciente que se está muriendo y a su amada esposa, Susana. Usted será testigo de la enfermedad que los obligara a enfrentarse con los problemas desgarradores e inesperados al final de la vida. ¿Estaban preparados? ¿Qué hicieron?

He presentado una anécdota compuesta y un retrato íntimo de dos seres humanos unidos en el amor que se enfrentan a la última realidad, la muerte. La jornada de Susana y su esposo continúa más allá del ámbito de la tecnología moderna asociada con la muerte.

Esta narración incluye partes de mi propia experiencia y las desgarradoras decisiones a las que se enfrentó mi esposa.

El final de la odisea de Susana y su esposo se encuentra en mi próximo libro: *Ahora Que Estoy Muerto: Lo Que Debería Saber Al Final de la Vida*. Si usted o un ser querido están confrontando problemas existenciales, este libro puede que le ayude a eliminar las incertidumbres y las angustias que se sienten durante estos momentos tan dolorosos.

Por Qué Escribí Este Libro

El propósito principal de este libro es el de aumentar sus conocimientos acerca de este poderoso tema y uno que todos confrontaremos algún día, nuestra finitud. Un tema que a menudo se trata como tabú y por lo tanto es raro que se examine. Aun cuando se considera es de manera superficial, hasta que se vuelva inevitable. Aun así, este tema está frecuentemente envuelto y obscurecido en una terminología incierta debido al miedo, el dolor y la negación. La única manera de enfrentar la cruda realidad de nuestra finitud es con los conocimientos necesarios.

En consecuencia, les he proporcionado información básica sobre esta materia y varias anécdotas de la vida real, incluyendo la mía, para ilustrar y arrojar un rayo de luz sobre un asunto un poco sombrío. Por lo tanto, deseo sinceramente que los conocimientos obtenidos a través de este libro le ayuden a usted, a alguien a quien amas o a sus pacientes, a tomar las decisiones apropiadas durante los momentos más difíciles que un ser humano pueda afrontar al final de la vida.

Todo el mundo, incluyendo a los profesionales de la salud, pueden beneficiarse de la lectura de este libro: independientemente de su edad, fe, etnicidad o condición socioeconómica. Lo digo por una sencilla razón; todos moriremos y ¡ninguno de nosotros está exento! Por lo tanto, les aconsejo que lean, aprendan, discutan estos temas con sus seres queridos. Guarden este libro para el futuro y entonces, ¡salgan y disfruten su vida! Dedíquese a vivir en el presente, en el aquí y ahora. El pasado solo es bueno para aprender y para que usted vea lo lejos que ha viajado en su andar por esta vida. El futuro es bastante tenue. Cada paso dado hoy le llevara más y más cerca hacia un futuro de su propia creación.

Contenido

СЗ ВО

Lo mejor y más seguro es mantener
un equilibrio en su vida.
Reconoce los grandes poderes que nos rodean
y que existen en nosotros.
Si puedes hacer eso y vivir de esa manera,
usted es realmente un hombre sabio.

Eurípides

CAPÍTULO UNO

Así Que, Aquí Estoy: En Un Lugar Que Nunca Me Imagine

Lentamente él emerge de las profundidades y la oscuridad de un sueño del cual no tiene memoria. Empieza a salir de esa penumbra a un medio ambiente desconocido: es un ámbito lleno de sonidos extraños, atenuados y confusos. Personas extrañas lo están tocando y el se siente expuesto, desnudo e indefenso. Los tubos le salen de cada orificio de su cuerpo. No tiene privacidad ni autonomía. Está a la merced de desconocidos. Le están haciendo preguntas que él no puede contestar porque hay un tubo en su boca. Está aturdido y sus ojos no pueden enfocarse. Sus manos están atadas y en medio de su inquietud, recupera lentamente la conciencia: comienza a sentir un dolor implacable; un malestar y una sequedad extrema en su garganta y entonces él comienza a pensar...

¿Dónde estoy? ¿Qué me ha pasado? ¿Qué me pasa? Tengo tanto dolor que apenas puedo

respirar. ¿Quiénes son esas malditas personas que me tienen amarrado? ¡No puedo moverme! ¿Por qué coño me hacen esto?

Una vez más, se deriva hacia un sueño extraño y oscuro con el ceño ligeramente fruncido en la frente. El tiempo pasa y de nuevo empieza a despertarse. Esta vez está más lúcido y él empieza a discernir la realidad de su situación; pero solo encuentra un sinfín de preguntas...

¿Por qué me siento tan débil? Tengo sed. Necesito agua. ¿Qué es ese olor tan horrible? ¿Seré yo? ¿Qué he hecho para merecer esto? ¿Qué les pasa a mis ojos? Me duelen y no puedo ver con claridad. Me duele la cabeza. ¡Ese sonido me está volviendo loco! ¡Maldita sea! ¡Ya basta con esas agujas! ¡Por qué diablos no entiendes lo que digo! ¿Por qué no me oyes? ¡Dios! ¡No puedo respirar! ¡Siento que me estoy ahogando! ¡Por favor, Dios mío, ¡detén este sufrimiento! ¿Qué hace esa señora con esos tubos? ¡Me siento tan frío! ¿Por qué nadie me abriga? ¿Dónde estoy? Siento que me estoy hundiendo, no puedo ver, todo ... se... va... oscureciendo...

Él entra y sale de este mundo crepuscular y con el tiempo, se da cuenta de la realidad de su situación. Es una realidad aterradora que no puede controlar y que nunca se había imaginado. Ese estado nebuloso, inducido por las drogas, ha causado que pierda la noción del tiempo, el día y la noche están entrelazados. Es una existencia surrealista, como si el tiempo mismo se ha ralentizado a un rastreo…

¿Cuánto tiempo ha pasado? Recuerdo que estaba enfermo, pero todo el mundo me dice que estaré bien. Sé que estaba con mi familia, pero no recuerdo nada más. ¿Qué me pasa?

Los oigo susurrar. ¿Qué están diciendo? ¿Se trata de mí? A veces vienen a decirme que "tenga fe y que todo pasara", pero no me siento mejor. Estoy tan débil que ya no tienen que amarrarme. Apenas puedo abrir los ojos. Pensé que había oído... ¡Sí! Dios... esa es la voz de Susana... ¡Mi esposa! Ya no puedo pensar con claridad. Estoy cansado, muy cansado...

Eventualmente, él comienza a darse cuenta de la verdad. Lo llamo un *saber* y no deja lugar a dudas, independientemente de lo que diga la gente…

¿Voy a morir? ¿Este es el final? Estoy cansado del dolor y el sufrimiento. Oigo a todos alrededor de mi cama, hablando y a veces llorando. Estoy enfadado porque todo el mundo parece olvidar que todavía estoy vivo. Sé que tienen buenas intenciones, pero no quiero seguir así. No puedo comunicarme para decirles que está bien, que estoy listo para irme y que siempre los amaré. Estoy en paz. Me están rogando que me quede. No quiero herirlos, pero estoy listo para irme.

Después de un breve estado de embriaguez, parpadea y con asombro fija su vista al pie de la cama...

¡Abrí los ojos y me asusté! Vi a mamá y papá al pie de mi cama. Murieron hace años. Pero inmediatamente sentí que me abrazaron con su amor y me extendieron sus manos. Había otras personas con ellos que derramaban una luz brillante. Sentí una paz profunda y mis preocupaciones se extinguieron cuando esos seres luminosos me miraron y se sonrieron. Nos volveremos a ver; sé que este no es el final. Ya no tengo miedo porque sé que voy a morir y que comenzare una vida nueva.

La siguiente anécdota representa parte de la inquietud desgarradora que se produce en la mente de un ser querido. En este caso, es la esposa del paciente, Susana.

¿Va a morir? Algunos me dicen que hay esperanza y otros me dicen que no se puede hacer nada más. ¿Qué pasara? ¡Quiero que viva! ¿Cómo puedo dejarlo ir? ¡No puedo creer que esto esté pasando! Hablamos de esta realidad y lo que haríamos al enfrentarnos a ella. Decidimos que, si alguno de nosotros estamos en soporte vital sin posibilidades de sobrevivir, nos dejaríamos ir en paz. ¡Nos lo prometimos! ¡Lo prometimos! Basándonos en el amor y la confianza incondicional, ¡nos propusimos que siguiésemos adelante! ¿Realmente? Esto suena

genial cuando uno está fuerte y saludable, pero ¿AHORA?

¡Dios mío! No puedo creer que esto esté pasando, no quiero que me deje. Me siento mal. No puedo comer. No puedo dormir. No puedo dejar su lado. Le sostengo la mano, le acaricio la frente y lo beso por toda la cara. Me aseguro de que esté limpio y bien atendido. Hablo con él todo el tiempo y le digo cuánto lo amo. Sé que puede oírme. Me siento culpable porque secretamente le ruego que no me deje, pero entonces nuestra promesa me atormenta. Es un tormento que me enferma, porque resuena constantemente dentro de los rincones más profundos de mi alma.

¿Cómo puedo dejarlo ir? ¡Pero tampoco quiero que sufra! Dejarlo ir es doloroso más allá de lo que supone la gente, pero verlo sufrir así es insoportable. Sé que no querría ser mantenido vivo en estas condiciones. Es independiente, creativo y libre. Ama la vida y sabe que hay más de lo que nos dicen nuestros sentidos físicos. ¿Y si existe una oportunidad? ¿Y si abre los ojos? ¿Qué pasa si ocurre un milagro? ¿Qué voy a hacer? Necesito ser fuerte. ¡Dios, dame fuerza!

Susana esta reacia a dejar el lecho donde se encuentra su marido. Tiene miedo a lo que le pueda pasar si no está a su lado. Ella sabe que él puede sentirla, sentir su tacto y escuchar sus palabras…

Hablo con él todos los días y le digo cuánto lo amo. Me siento tan culpable de no querer que me deje. ¿Estoy siendo egoísta? Ambos creemos que hay más en esta vida, pero si se ha ido no podré besarlo ni abrazarlo. No oiré su risa, su voz, ni veré su sonrisa, ni sentiré sus abrazos. No escucharé sus palabras alentadoras, siempre solidarias, siempre tranquilizadoras... Dios, ¿qué hago? Lo miro y parece como si estuviera mirando a un extraño. Se ve tan delgado y lo veo jadeando por el tubo que tiene en su boca. Sé que está medicado. Espero que no sienta ningún dolor.

Así que, aquí estoy; en un lugar que nunca me imaginé. A pesar de que discutimos estas cosas y nos prometimos el uno al otro tomar la decisión correcta, de repente me veo frente a frente a esta sombría realidad: ¡la de tomar la decisión correcta! No todos estarán de acuerdo, pero sé lo que el espera de mí. Mi amor por él es tan profundo que debo encontrar la fuerza para honrar nuestra promesa, a pesar de mis propios deseos, porque sé que volveremos a estar juntos. Pedí guía desde lo más profundo de mi alma y alcancé esta determinación. Esta será nuestra decisión y la haremos juntos, porque así lo prometimos.

Aquí tenemos un retrato íntimo de dos seres humanos unidos en el amor y frente a la última realidad. Estas anécdotas fueron de las que fui testigo. Por medio de estos relatos, he podido revelar algunas de las interacciones que he tenido con ciertos pacientes: sobre todo aquellos enfermos en estado critico y los que se enfrentaban con su finitud. Recuerdo bien las conversaciones con ellos, sus familiares y sus amistades. Profundamente entrelazado en este escenario, comparto mi experiencia personal con los lectores. Esta experiencia inolvidable fue el enfrentarme con la muerte. Mi adorada esposa ha entrelazado su experiencia más amarga y dolorosa: la de tener que decidir si mantenerme en soporte vital o no.

Los personajes de Susana y su esposo han compartido el dolor, la angustia, las incertidumbres, la desesperación, las preocupaciones, los temores y su amor el uno por el otro. Espero ilustrar lo que un paciente y sus seres queridos pudieran experimentar al enfrentarse con la posibilidad de morir; el impacto emocional que ocasionaría esta cruda realidad. Esta información le ayudará a usted y a su familia a tomar las mejores decisiones con respecto al final de la vida. Solo deseo que esta información permita que logren un desenlace pacífico, digno y lleno de amor.

Durante los primeros meses del 2001, se produjo un desplazamiento inesperado de los acontecimientos, los cuales causarían una reestructuración de mis prioridades en mi vida. Nunca había estado gravemente enfermo y poseía una excelente salud: recorría en bicicleta de 48,3 a 80,5 kilometros, caminaba de 32,2 a 40,2 kilometros y hacia pesas. De repente, me enfermé mortalmente en un corto período de dos semanas.

Había desarrollado lo que se llama un *empiema*, o séase una acumulación de pus en el espacio pleural (membranas que rodean los pulmones y la pared torácica) como resultado de una neumonía bacteriana. La tasa de mortalidad de esta infección puede ser de entre el 40 y el 50 %. En 24 horas, se insertaron dos tubos torácicos y se drenaron 1800cc de pus. Estuve gravemente enfermo y terminé en un ventilador con soporte vital durante dos semanas. En un momento dado, los médicos comenzaron a preparar a mi familia para mi posible fallecimiento.

Como terapeuta profesional de vías respiratorias, estoy bien familiarizado con los problemas que se enfrentan al final de la vida. Mi esposa y yo habíamos hablado sobre este tema y ambos expresamos nuestros deseos ante esta eventualidad. Si mi enfermedad se volviera irreversible, terminal o sin la posibilidad de una calidad de vida adecuada, ella estaba dispuesta a poner fin a todas las medidas de soporte vital. Fue uno de esos eventos en los que la mayoría evita pensar, o uno de esos incidentes que «sólo les sucede a otras personas».

Finalmente regresé a casa con una bomba intravenosa (IV) para poder continuar la terapia de antibióticos necesarios durante otras seis semanas. La recuperación, como se puede imaginar, fue un desafío. El moverse unos metros a través de la habitación, con un andador, se convirtió en una odisea. La debilidad y la irritación bronquial, a menudo me dejaba paralizado con largos periodos de tos debido al esfuerzo que tenía que hacer para caminar. Me dijeron que tomaría por lo menos un año para recuperarme por completo; solo tomó unos tres meses. Tuve la suerte de tener a mi esposa a mi lado, siempre dándome esperanza, fuerza y su cariñoso cuidado. Una familia increíblemente amorosa y unos maravillosos amigos completaban el resto de mi círculo de apoyo.

Una vez que me recuperé por completo, volví a mi profesión como terapeuta respiratorio. Esta vez, sin embargo, con una perspectiva adicional: una que usaría para ayudar a mis pacientes, sus familiares y amistades. He estado muy familiarizado con la muerte en mi profesión y diversos estudios profundizaron mis conocimientos acerca de esta materia. A pesar de mis conocimientos, el verme tan cerca de mi propia defunción me llevó a cambiar la forma en que miraba las cosas; me hizo pensar en la vida y en la muerte de una manera completamente diferente. Me dio una idea de lo que la vida debe ser y lo que está más allá de sus límites.

Estoy agradecido por mis experiencias y mis estudios; ya que me han permitido ayudar a otras personas mucho más allá de mi capacidad normal. Mi atormentada estancia como un paciente gravemente enfermo y mis experiencias cuidando de pacientes en estado crítico o terminal, me impulsó a escribir este libro.

Un Vistazo Detrás Del Telón

La mayor parte de mis responsabilidades en terapia respiratoria han sido en el departamento de emergencias y en las unidades de cuidados intensivos. Los terapeutas respiratorios forman parte integral del equipo de resucitación, debido a nuestra experiencia en el manejo de las vías respiratorias. Entre muchos otros procedimientos, mis responsabilidades han incluido las siguientes:

- la intubación (inserción de un tubo respiratorio en la tráquea);

- extubación (extracción del tubo de respiración);

- extubaciones terminales (en este caso se espera la muerte del paciente al retirar el tubo de respiración);

- evaluaciones para determinar la muerte cerebral;

- la configuración y el manejo de los respiradores (sistemas de soporte vital);

- la succión traqueal y la administración de varios medicamentos pulmonares y mucho más.

Ejecutar estos procedimientos requiere una estrecha colaboración con todos los profesionales involucrados en el caso: médicos, enfermeras, administradores de casos, técnicos de laboratorio, personal de hospicio, etc.

Nuestras interacciones son como bailes bien orquestados que se realizan, en nombre de nuestros pacientes, para mantenerlos vivos.

Como terapeuta de vías respiratorias, a menudo paso la mayor parte de mi turno de doce horas manejando los ventiladores: una responsabilidad que me pone en contacto cercano y constante con el paciente, sus familiares y amistades. Para maximizar mi éxito, siempre trato de establecer una relación con mis pacientes y sus allegados. Esto se vuelve aún más importante cuando se trata de retirar el soporte vital mecánico del paciente; ya que, por lo general, está medicado, inconsciente, semiconsciente o despierto durante este proceso. La familia y los compañeros a menudo están presentes durante todo el día y dependiendo de la institución, durante toda la noche. Por lo tanto, mis interacciones no se limitan al cuidado de mis pacientes, sino también a sus familiares y otros significativos. Típicamente, una gran cantidad de comunicación ocurre con respecto a la condición del paciente y los procedimientos que se realizan en su ser querido.

La multitud de equipos y monitores en una sala de cuidados intensivos intimida notablemente al paciente, su familia y sus amistades. Esto es especialmente cierto cuando se trata de monitores cardíacos y equipos de soporte vital. Cuando a un paciente se le retira la sedación, a menudo se vuelve muy consciente de su entorno, incluyendo el equipo al que está unido. Otros, por el contrario, parecen estar menos conscientes de sus alrededores. La familia y los amigos miran los monitores, el equipo y sus pantallas; las cuales demuestran un flujo constante de números. Se preocupan por que las alarmas suenan cuando ciertos cambios ocurren en las pantallas. Los presentes en la habitación están muy conscientes de las fluctuaciones de la frecuencia cardíaca, las tasas respiratorias, del aumento o la disminución de los niveles de oxígeno y la inquietud del paciente. Sus muecas, tos o aparente incapacidad para interactuar con sus seres queridos son evidentes y perturbadores. Los familiares y los pacientes a menudo reciben información algo nebulosa. Información que a veces es contradictoria: que proviene de diferentes médicos, enfermeras y terapeutas de vías respiratorias.

Consecuentemente, yo siempre he sentido que parte de mi responsabilidad fue la de enseñar al paciente, a la familia y a otros significativos. En muchos casos, sin embargo, el paciente está extremadamente enfermo o se está muriendo. Esta es una situación que afecta considerablemente al paciente, a la familia y sus amistades. El resultado es un nivel de estrés imprescindible al nivel físico, mental, emocional y espiritual. Es un estado tempestuoso que está lleno de incertidumbres, de esperanzas, tristeza, dudas, dolor, ira y confusión. Este estado deja a los involucrados agotados en todos los niveles.

Enfrentarse uno a la muerte o a el proceso de morir de un ser querido siempre es traumático. Es durante este tiempo caótico y aterrador, que la familia es llamada a tomar decisiones cruciales con respecto a la vida de un familiar o de la suya propia. Decisiones que a menudo se basan en explicaciones contradictorias, confusas e imprecisas sobre el caso.

Durante muchos años de práctica he sido testigo de recuperaciones milagrosas. Y también he estado presente antes de una gran cantidad de sufrimientos prolongados; muchos de los cuales podían haber sido evitados o al menos disminuidos hasta cierto punto. Lo triste es que esos pacientes estaban al final de sus vidas y ninguna intervención médica podía haber evitado sus muertes.

La Muerte No Puede Ser Negada

Las inquietudes que usted y yo enfrentaremos están asociadas a nuestros deseos con respecto a nuestra propia muerte o la de alguna otra persona allegada. Lo sé, es un tema difícil de tratar y en el que la mayoría de la gente evita incursionar por temor a hacer que, lo inevitable, ocurra de forma prematura. Este es un argumento que se puede considerar como tabú en nuestra sociedad

No es de extrañar que «...no se puede negar que cuando la muerte nos hace gestos, nos sentimos amenazados» porque la muerte amenaza «... el ser óntico del hombre, es decir, su existencia como un ser» (Tremmel W. C., 1976). ¡De hecho, parece haber una atmósfera supersticiosa que rodea este tema, como si hablar de ello lo hiciera realidad! Tenemos que conversar sobre estos temas y hacer planes para lo inevitable.

La muerte a menudo se ve como algo que le sucederá a otra persona o que ocurrirá en un futuro lejano. La realidad es que la mayoría de las personas simplemente evitan pensar sobre este tema. Parece que sólo los viejos mueren o piensan en el final de la vida. Pero sabemos que la muerte es inevitable y seguir esquivando este tema es contraproducente. Algunos de ustedes pensarán que deliberar sobre el tema de la muerte es morboso. Se vuelve morboso sólo cuando la persona se obsesiona con la idea de la muerte.

La realidad indiscutible es que todos moriremos: algunos al nacer, como adolescentes y otros en el mejor momento de su vida. En muchos casos, el sueño eterno nos alcanzara golpeados por enfermedades devastadoras, infecciones, trastornos congénitos, cánceres, violencia o accidentes. Cuando se acerque la muerte, ya sea lenta o repentinamente, muchos de ustedes serán sorprendidos. Tendrán poca o ninguna idea de qué hacer al respecto. Esto es especialmente cierto con los jóvenes que creen ser invencibles y los padres que temen pensar en tales temas.

Este libro trata sobre cuestiones acerca del final de la vida y su único propósito es animarle a pensar y planificar, para que verdaderamente puedan vivir tranquilos. A medida que comparto mis experiencias personales y profesionales, deliberaré los problemas que rodean el final de la vida desde una perspectiva clínica y práctica.

Mucho se ha escrito sobre estos asuntos, pero por separado y por lo general dentro de los círculos académicos. Se bien que es posible que algunos de los temas sean controversiales y difíciles de platicar, pero el evitar tales cuestiones no lo hará menos real. De hecho, es posible que sea usted testigo de la dolorosa y prolongada muerte de un ser querido o la suya propia, siendo esto un mayor sufrimiento para todos los involucrados. Cuando las familias se ven forzadas a pasar por esas experiencias desgarradoras, los escenarios generalmente comparten ciertos aspectos: confusión, indecisión, angustia, dolor penetrante del corazón y la soledad. Dentro de este cuadro doloroso existe la desesperación experimentada por los mismos enfermos, familiares y amistades.

Otros se han enfrentado a situaciones que habrían avergonzado las películas de terror de Hollywood. También compartiré algunas de esas historias con ustedes. Estos escenarios se realizan en muchas de las sociedades científicamente avanzadas, especialmente aquí en los Estados Unidos. Nuestra sociedad ha crecido tecnológicamente a pasos gigantescos en los últimos cien años. La pregunta es, ¿hemos crecido también mental, emocional y espiritualmente hasta un punto que nos permitiría utilizar nuestra tecnología científica con sabiduría? Aquellos que implementan los muchos desarrollos dirán que sí. Argumentarán que sus muchos años de estudio y práctica les permite utilizar la tecnología de una manera sabia. Más de cuatro décadas de práctica y observaciones me dicen lo contrario.

La pregunta que exige ser contestada es: *¿Por qué?* ¿Podría ser que el profesional de la salud esté proyectando sus propios temores e incertidumbres al paciente? ¿Lo es este una cuestión de orgullo, del ego, la incapacidad de admitir la derrota frente a la muerte o la renuencia a ceder el poder? Sin duda, el poder de sanar y retrasar la muerte puede ser un potente afrodisíaco; un elixir embriagador y poderoso que puede enturbiar fácilmente el juicio. Se siente uno bien cuando sabe que efectivamente ha salvado la vida de una persona. Pero debemos atemperar esa euforia con el hecho de que no somos los señores de la vida y la muerte; que la muerte no es una enfermedad, sino claramente una realidad biológica de nuestra existencia.

Hemos conquistado muchas enfermedades que antes mataban a decenas de miles de seres humanos. Sin embargo, también hemos dado a luz al mito de la eterna juventud y una cultura narcisista de belleza y poder personal. Al mismo tiempo, estamos predispuestos a sentirnos como si debiéramos vivir eternamente. Esta mentalidad es alimentada, en gran parte, por razones económicas y la codicia humana. La eterna juventud y la belleza tienen enormes valores de mercado. Lo mismo ocurre con la muerte, la cual representa un negocio considerablemente lucrativo. Desde el momento en que una persona se enferma, hasta que muere; alguien, en algún lugar, está ganando mucho dinero.

Por otro lado, a través de la nutrición y los avances médicos, ahora somos capaces de vivir vidas mucho más largas y productivas. Nuestra tecnología médica parece ser capaz de arreglarlo casi todo. Ciertamente se presenta de esa manera a través de los medios de comunicación. Como tal, parece como si nuestra sociedad hubiera fracasado en un ciclo interminable; combatiendo el envejecimiento y la muerte, en búsqueda de la legendaria fuente de la juventud. Esto, por supuesto, favorece al mercado y aquellos que buscan aumentar constantemente sus fuentes de ingreso.

Las personas genuinamente buenas en la atención médica son atrapadas por esta vorágine tecnológica. Nosotros tratamos de ser lo más honesto posible sin sobrepasar los límites profesionales; las llamadas vagamente sugeridas de silencio que nunca se declaran abiertamente, ni están escritas en algún manual de pólizas y procedimientos. Operamos en base a las demandas de los miembros de la familia y los médicos. Y se producen, sin lugar a duda, recuperaciones y curas increíbles debido a la intervención médica de las cuales yo he sido testigo.

¡Sin embargo, lo único que permanece inalterado es que todos moriremos! Podemos jugar y tratar de engañar a la muerte y robarle de su premio: pero tarde o temprano, la muerte nos hará una visita a cada uno de nosotros.

No soy un individuo morboso, ni estoy fascinado con la muerte. Es todo lo contrario. ¡Tengo un tremendo entusiasmo por la vida! Todavía miro el mundo a través de los ojos de un niño, con asombro. Lo que estoy tratando de compartir con todos ustedes es que, en realidad, no comenzamos a vivir hasta que aceptemos nuestra mortalidad. Gastamos una enorme cantidad de energía viviendo en el pasado o preocupándonos por el futuro. Sin embargo, tanto el pasado como el futuro son el resultado de lo que hacemos y lo que experimentamos en cada momento de nuestra vida. Nuestra mortalidad es una parte integral de nuestra existencia. Así que, al aceptar esta realidad, haremos que cada día cuente.

El propósito de este libro es simple: alentarlos a que piensen, que examines y planeen para un evento de este tipo. Al terminar esa labor, es cuando en realidad empezaran a vivir su vida con conciencia y en el momento. *La previa planificación, ante de esta eventualidad, le liberará a usted y a su familia de tener que tomar decisiones increíblemente importantes en el peor de los momentos.* La información proporcionada le dará una mayor comprensión de los problemas médicos que probablemente enfrentará. Confíe en mí cuando les digo que no es como lo que se ve en las películas o programas de televisión.

Hay dos cuestiones básicas que usted encontrará cuando se enfrente a su propia mortalidad o a la de alguien a quien amas. La primera de ellas será la cuestión de ser resucitado en caso de que algo le suceda. La mayoría de las personas están familiarizadas con la resucitación cardiopulmonar (RCP), que requiere el bombear externamente el corazón para que circule la sangre y suministrar la respiración artificial. La RCP implica mucho más, como aprenderá en el capítulo dos. La segunda pregunta que probablemente encontrará es la del soporte vital: mantenerlo vivo a usted (o a alguien que ama) con la ayuda de máquinas, una multitud de medicamentos y procedimientos interminables. Voy a deliberar sobre los pros y los contras de la resucitación y otros procedimientos médicamente avanzados.

Por favor, tenga usted presente que no estoy tratando de disuadirle de buscar y aceptar atención médica empleando medidas extremas como la resucitación y otros sistemas diseñados para extender la vida. Estos métodos representan una serie de intervenciones médicas que, cuando se aplican correctamente, son notables. Sin embargo, hay muchas situaciones en las que los procedimientos de sostenimiento de la vida no son apropiados. Estas mismas medidas que salvan vidas, cuando se aplican inapropiadamente, prolongan el proceso de la muerte.

También hay áreas grises que han sido creadas por la ciencia y la tecnología moderna que hace que sea difícil llegar a las garras de la muerte. Lo sé, porque puedo escribir este libro gracias a tales medidas. Sin embargo, estas mismas medidas que salvan vidas, a menudo se aplican injustamente por varias razones que les presentaré más adelante en este libro. El objetivo es proporcionarle suficiente información real para que pueda tomar decisiones informadas, por sí mismo o para un ser querido.

Usted escuchará argumentos convincentes del establecimiento médico a favor o en contra de las medidas avanzadas al final de la vida, como lo es la RCP. *¡Al final, la decisión es suya y de nadie más!* Por favor, piense cuidadosamente en esto y converse con sus familiares con respecto a sus deseos, para cuando llegue ese momento inevitable. Les imploro que sean inquisitivos y que no dejen nada por investigar.

Los médicos *no* son dioses, ni tienen derecho a negarle a usted o a un ser querido sus deseos finales. Es su derecho legal el poder cuestionar y decidir independientemente de lo que haya escuchado. Usted debe aprender, tanto como sea posible, acerca de los problemas de salud que se presentan: como las enfermedades crónicas preexistentes, el pronóstico y los posibles tratamientos, incluyendo sus efectos positivos y negativos. No importa las decisiones que usted haya tomado con respecto al final de su vida, porque estas se pueden modificar o cambiar en cualquier momento.

Con suerte, este libro le proporcionará cambios perceptivos que le ayudarán a ver y a pensar con más claridad al tomar estas decisiones tan importantes. ¡Esto le dará a usted y a su familia tranquilidad y le permitirá vivir plenamente, en el aquí y ahora!

☙ ❧

Lo que la gente cree prevalece sobre la verdad.

Sophocles, fragment, The Sons of Aleu

CB BD

¡Ser, o no ser, es la cuestión! ¿Qué debe
más dignamente optar el alma noble
entre sufrir de la fortuna impía
el porfiador rigor, o rebelarse
contra un mar de desdichas y afrontándolo
desaparecer con ellas?
Morir, dormir, no despertar más nunca,
poder decir todo acabó; en un sueño
sepultar para siempre los dolores
del corazón, los mil quebrantos
que heredó nuestra carne, ¡quién no ansiara
concluir así!

William Shakespeare - Hamlet, Act 3 Scene 1

CAPÍTULO DOS

Vivir o No Vivir, Esa Es La Pregunta

El soliloquio de Hamlet describe elocuentemente y de forma poética el problema más básico del fin de la vida que todos encontraremos: la decision de vivir o no vivir. Aunque Hamlet estaba contemplando el suicidio (un acto al que me opongo vehementemente) el significado basico es apropiado, ya que el estaba pensando en si seguir viviendo o no. *¿Que debe más dignamente optar el alma noble entre sufrir de la fortuna impía el porfiado rigor o rebelarse contra un mar de desdichas y, afrontándolo, desaparecer con ellas?* y *...en un sueño sepultar para siempre los dolores del corazón, los mil quebrantos que heredó nuestra carne, quien no ansiara concluir así!* puede interpretarse como el sufrimiento que una enfermedad terminal o un accidente devastador que pudiera visitar nuestras vidas en un momento dado. El *...rebelarse contra un mar de desdichas y afrontándolo desaparecer con ellas...* podría referirse a las decisiones que se enfrentan al final de la vida, como rechazar las medidas heroicas. Como seres humanos, estamos conscientes de sí mismos y esta autoconciencia nos enfrenta a «...los aspectos horrendos y no manipulables de la existencia humana, el sentido de la finitud, es decir, la condición humana» (Tremmel W. C., 1976).

Todos estamos conscientes de nuestra vida física con sus fragilidades y un intervalo de tiempo limitado. La mayoría de nosotros nos hemos vuelto bastante hábiles en echar a un lado esos pensamientos, como si al hacerlo, se volvieran menos real. Sin embargo, la muerte es parte del orden natural.

Comenzamos nuestro recorrido, preferiblemente extenso, cuando tomamos nuestro primer sorbo de aire. La realidad de nuestra propia mortalidad nos impulsa a reproducirnos y a crear y, al hacerlo, dejamos una herencia para aquellos que quedan atrás. La muerte, en muchos sentidos, es una fuerza motriz para vivir en el aquí y ahora. Ser conscientes de nuestra mortalidad no es morboso ni fatalista, es sin duda un hecho de la vida real.

En el siglo XIX, Emile Durkheim propuso la teoría de la conciencia colectiva con respecto a los hábitos, costumbres y creencias que resultaron de «...fuerzas sociales que son externas a los individuos» (Cole, 2015). Por lo tanto, la muerte y el proceso de morir es parte de la conciencia colectiva de la humanidad, ya que es una de esas fuerzas externas que ha impactado el tejido mismo de la sociedad. La muerte y su inevitabilidad están presentes en el subconsciente y en los niveles conscientes del ser humano. Es una realidad ineludible y los recordatorios están a nuestro alrededor; aunque por lo general, permanecen en el perímetro de nuestra conciencia. Sin embargo, todo lo que tenemos que hacer es leer un libro, ir al cine, encender la televisión, la radio o prestar atención al mundo que nos rodea. El medio ambiente en que vivimos nos bombardea con la muerte y sus diversas manifestaciones. Casi parece como si la muerte y sus procesos hubieran sido relegadas al nivel de lo subliminal: por debajo del nivel de conciencia mientras que continúa afectándonos de varias maneras. Parece que nos hemos acostumbrado a la muerte (al menos en aquellas sociedades occidentales tecnológicamente avanzadas); pero al hacerlo, básicamente descartamos la idea de su universalidad.

La muerte, sin embargo, es tan natural como lo es el nacer y da lugar a una nueva vida. El primer paso en el camino hacia una vida plena es el aceptar nuestra mortalidad. En términos filosóficos simples, este es un problema existencial. En otras palabras, estamos hablando de nuestra propia existencia, la realidad de que somos los únicos responsables por nuestras vidas y las decisiones que tomemos. Somos bastante hábiles para evitar ciertas cuestiones, especialmente aquellas que nos afectan directamente. Me atrevería a decir que esta propensión a evitar o aceptar la responsabilidad de nuestras decisiones, está alimentada por las tendencias actuales de nuestra sociedad. En lugar de aceptar nuestra responsabilidad de enfrentarnos a la realidad y resolver las emociones y los conflictos interpersonales e intrapersonales; nos hacemos «el ciego», recurrimos a las drogas y a otros medios disponibles para adormecer nuestra conciencia.

Directivas Avanzadas De Atención Médica y Poder Notarial Duradero

Estos temas surjen cuando uno menos se los espera. Por ejemplo, aquí en los Estados Unidos de America, se le pedirá que tome ciertas decisiones en su nombre o en el de un ser querido. Esta peticion se hace independientemente de su condición y se confronta simplemente si visita el departamento de emergencias de un hospital o al ingresar. Esta solicitud requiere que usted declare sus deseos en caso de que se presente una situacion de maxima gravedad. En el estado de la Florida (Estados Unidos de America), la ley requiere que los proveedores de atención médica como los hospitales, centros de enfermería subaguda (SNF), centros de cuidado a largo plazo (LTAC), agencias de salud para el hogar, hospicios y organizaciones de mantenimiento de la salud (HMO) le proporcionen a usted información detallada. Esta informacion se da por escrito acerca de las directivas avanzadas con respecto a las decisiones aceptables al final de la vida. Recuerde que existen ciertas diferencias entre las leyes de un estado a otro al igual que de un pais a otro. Por lo tanto, le recomiendo que investigue los estatutos específicos relativos al estado o el pais en que reside.

Según FloridaHealthFinder.gov, existen tres tipos de directivas anticipadas: Testamento Vital (Living Will), Designación de Sustituto Sobre el Cuidado de la Salud (Health Care Surrogate Designation) y Donación Anatómica (Anatomical Donación). Una de las primeras cosas que se le preguntará es si tiene hecho un testamento vital. Un testamento vital es legalmente vinculante mientras que usted este vivo. Es extremadamente valioso si usted está incapacitado y no puede tomar decisiones al final de su vida. Es un documento legal que detalla sus decisiones con respecto a la atención que recibirá al enfrentarse con su posible defunción. *Tenga en cuenta que un testamento vital no debe confundirse con la última voluntad y testamento, que es legalmente vinculante al ocurrir la muerte.* El testamento vital debe ser notariado y presenciado para que sea legal (compruebe *los requisitos de su* estado, región o país). Este documento puede ser revocado o modificado en cualquier momento.

Sin embargo, se han dado casos, en que este documento no ha sido aceptado por los miembros de la familia. *Por lo tanto, la mejor manera de proteger sus deseos es tener el documento preparado a través de los servicios legales y no sólo con la firma de un notario público.* Puede ser tan explícito como quieras y le recomiendo que incluya todas las cosas a las que usted está dispuesto a someterse o no al final de su vida.

Asegúrese de incluir cosas tales como *órdenes de no ser resucitado* (ONR). Esta orden usualmente requiere un documento separado que puede incluir las siguientes aclaraciones: la orden de no ser intubado (ONI), si aceptara o no soporte vital (tanto químico como mecánico), la alimentación artificial, la diálisis, quimioterapia, radioterapia, cirugía o cualquier otra cosa que le venga a la mente. *Tenga presente que una orden de no resucitar (ONR) no impedirá que usted o un ser querido sea intubado o que reciba tratamientos. La intubación se puede utilizar como tratamiento en caso de algún problema agudo.*

La Designación de Un Sustituto Sobre el Cuidado de la Salud es un documento legal donde se nombra a otra persona y se le otorga el poder de tomar decisiones de atención médica si usted se incapacita. Este documento también puede incluir, si lo desea, instrucciones similares a la del testamento vital. También puede designar un sustituto suplente en caso de que el primero no puede cumplir con sus obligaciones.

La tercera directiva anticipada es la donación anatómica. Este documento define sus deseos de donar todo o parte de su cuerpo después de su muerte. Estas donaciones pueden hacerse de muchas formas: la donación de órganos, tejidos y la entrega de su cuerpo a la ciencia para la formación de futuros profesionales de la salud.

Le sugiero encarecidamente a que considere tener un P*oder Notarial Duradero Legal (PND) o Durable Power of Attorney* (DPOA) asignado legalmente. Aquí en el estado de la Florida, un PND sigue siendo efectivo incluso si usted está incapacitado para tomar sus propias decisiones. Este documento debe dejar claro que verdaderamente es «durable». El PND da derecho al titular a tomar todas las decisiones relativas a bienes inmuebles y cosas personales, bienes intangibles, propiedades comerciales, así como beneficios e ingresos (Online Sunshine - Official Internet Site of the Florida Legislature, 2016). Tenga en cuenta que a partir del 1 de octubre de 2011 el estado de Florida cambió las leyes relativas al PND. Por ejemplo, el director o usted no necesita estar incapacitado para que el agente nombrado en el documento ejerza sus poderes. También puede asignar a otros agentes sin necesidad de crear otro PND. A menos que se indique lo contrario, los agentes cooperantes pueden actuar solos sin el previo consentimiento o el conocimiento del otro. Naturalmente, las leyes son diferentes en otros países y pueden variar de región a región.

Por último, las fotocopias y las copias electrónicas se consideran válidas, piense detenidamente antes de entregar copias de su PND. Le aconsejo insistentemente que no utilice formularios genéricos que se encuentran en línea o en tiendas de suministros de oficina. He presenciado que los designados en el PND en ocasiones son sobornados bajo presión y, de hecho, no siguen los deseos de la persona moribunda. Esto ha ocurrido debido a las demandas de los miembros de la familia y el establecimiento médico. Elija a una persona como su

PND que sea confiable; que maneje su patrimonio y sus decisiones de salud honorablemente.

Pida a su abogado que realice un documento basado en la Ley De Responsabilidad y Portabilidad De Seguros Médicos del 1996 (HIPAA) para que su representante tenga acceso a sus registros médicos. El permiso para acceder a sus registros médicos también debe aparecer en su documento de PND y en todos los demás documentos relacionados con la atención médica.

Tenga en cuenta estos otros detalles importantes con respecto a una orden de no resucitar:

1) Una orden de no resucitar NO significa que se le negará atención médica, incluyendo todas las medidas de soporte vital;

2) Puede cancelar la orden de no resucitar en cualquier momento;

3) Una orden de no resucitar estrictamente significa que si su corazón deja de latir o si usted deja de respirar no se hará ningún intento por resucitarlo;

4) Incluya alguna declaración o cláusula que aborde su percepción de lo que para usted es aceptable o no con respecto a la condición médica que afectarían su estado físico al final de la vida.

Planifique con tiempo y considere que haría por usted o por un ser querido, si se enfrentan a una enfermedad catastrófica o a una condición, causada por un accidente, que se vuelve terminal y no existe la esperanza de sobrevivir. También debe tomar en cuenta cualquier otro estado en el que no hay posibilidad alguna de recuperar su nivel anterior de funcionamiento; el cual resultaría en su deterioro prolongado y eventual fallecimiento.

Yo recomendaría que piense en términos de calidad de vida. Piense cuidadosamente y profundice su analice de este tema, en términos personales, ¡así como para cualquier otra persona! Usted puede estar *vivo,* pero atrapado dentro de un cuerpo tan debilitado que ya no sostendrá ningún nivel de actividad o puede estar *vivo* y atrapado de tal manera que no se puede comunicar con el mundo que le rodea. En tales casos, se le pedirá que tome decisiones con respecto a los procesos médicos y las intervenciones que se titulan medidas heroicas.

El término *medidas heroicas* se refiere a los procedimientos médicos dirigidos a salvar su vida o prolongarla. Pero tenga en cuenta que existen diferencias notables en su empleo. Por ejemplo, si usted es un individuo relativamente sano y confronta una emergencia; entonces luche por su vida, empleando todos los medios a su alcance. Me refiero a una condición aguda (como un ataque al corazón), un accidente o cualquier otra enfermedad que pueda ser tratada con éxito. Las medidas heroicas en este caso, naturalmente se refieren a salvar una vida. Es comprensible optar por medidas heroicas siempre y cuando exista alguna posibilidad de recuperación. Sin embargo, una enfermedad repentina pudiera convertirse fácilmente en un estado terminal.

Por otro lado, existen factores de *comorbilidad* que se refieren a los problemas de salud que ocurren simultáneamente y que no se pueden revertir porque han llegado a una etapa terminal, como, por ejemplo:

1) la insuficiencia renal persistente;

2) la demencia avanzada;

3) las enfermedades cardíacas debilitantes;

4) la diabetes avanzada;

5) la obesidad mórbida;

6) la hiperlipidemia (concentraciones altas de grasas en la sangre);

7) los accidentes cerebrovasculares;

8) las enfermedades hepáticas crónicas como la cirrosis;

9) el cáncer con metástasis (la propagación y formación de tumores secundarios en todo el cuerpo);

10) las enfermedades pulmonares obstructivas crónicas (EPOC).

Cuando existen condiciones como las anteriormente mencionadas (y muchas otras), los procedimientos utilizados en estos casos para prolongar la vida, resultarían en prolongar su vida sin ningún cambio en el resultado final. En otras palabras, estos regímenes solo conducirán a una prolongación del proceso de su muerte.

Las situaciones variarán de caso a caso, así que cuestione a sus médicos y exíjales la verdad clínica sin prejuicios personales. No hay un formato prescrito para hacer esta pregunta. Consecuentemente, usted debe de informar a los médicos que por favor le digan verdad sin ser filtrada. Usted necesita y merece que se le dé un pronóstico claramente detallado y veraz. Tenga en cuenta que una proyección del estado de salud no está escrita en piedra. Es una predicción profesional de un resultado esperado y como tal, puede cambiar con el tiempo.

Estos pronósticos suelen ser bastante precisos. La muerte es inevitable, pero su llegada y manifestación depende de una multitud de factores fuera de nuestro alcance. Déjele saber al médico y a cualquier otro personal del cuerpo de medicina, que usted entiende el concepto de pronóstico.

Hay dos componentes cruciales que entran bajo el título de medidas heroicas. Uno de ellos es la RCP y el otro es el *soporte vital*. El soporte vital puede incluir, entre otros, los siguientes procesos: la resucitación cardiopulmonar, ventilación mecánica (una máquina que respira por usted), tubos de alimentación, antibióticos y una miríada de productos químicos, desfibriladores y diálisis. Estos métodos tecnológicos están diseñados para mantener la vida al fallar uno o más de sus órganos. Debido a su importancia, le proporcionaré información básica para que usted pueda tomar decisiones informadas, con respecto a los problemas que se pueden presentar al final de la vida. Uno de los métodos más conocidos es la resucitación cardiopulmonar or RCP.

Resucitación Cardiopulmonar Según Hollywood

La versión mas conocida acerca de la resucitación cardiopulmonar es la de Hollywood (por lo menos en America del Norte). A consecuencia, la idea que se tiene acerca de la RCP se deriva de la multitud de programas televisados y películas populares. En las construcciones ficticias creadas para la televisión y el cine, la RCP generalmente ocurre de la siguiente manera: un ambiente muy ordenado con unas pocas personas alrededor del paciente, generalmente el médico heroico, la enfermera o los paramédicos y algunos individuos indescriptibles.

El drama se desarrolla con un poco de conmoción y de repente aparece una línea plana y la alarma suena en el monitor cardiaco. Alguien grita *¡Código Azul!* e inmediatamente dos o tres personas aparecen en la escena. El pecho del paciente se bombea un par de veces y luego salen las paletas (aunque estas no son tan comunes como suelen ser) a pesar de que el paciente aún tiene la ropa puesta (en muchos espectáculos).

El médico o la enfermera llama «¡todos apartados!» y el paciente recibe la descarga eléctrica. Esto puede suceder un par de veces y, de repente, suena el monitor cardiaco; anunciando que el corazón ha comenzado a latir. Dependiendo del episodio, el paciente ha vuelto a la vida o el paciente ha fallecido. El enfermo rara vez es intubado y hay una notable ausencia del caos controlado que típicamente existe en estas situaciones; ¡y todo se acabó en un abrir y cerrar de ojos! En muchos casos, estas historias terminan con *...y vivieron felices para siempre.* Naturalmente, los escenarios varían y la descripción ha sido simplificada. Desafortunadamente, estos dramas televisados impactan a la población de una manera negativa.

Estos espectáculos indican y le haría creer, que aproximadamente el 75 % de los pacientes reanimados viven el tiempo suficiente para salir del hospital con buena salud (Span, 2012) (Stix M. , 2013). ¡Esta representación está lejos de la verdad y de la realidad! Los estudios contemporáneos indican que el público todavía piensa que el 75 % de toda la RCP tiene éxito. Es notable que el 70 % de la población que participo en esta investigación «... regularmente ven dramas médicos. De estos participantes, el 12 % dijo que estos espectáculos sirvieron como una fuente confiable de información acerca de la salud» (Knowles, 2018).

Resucitación Cardiopulmonar Según La Ciencia

El procedimiento de RCP realizado en usted o en un ser querido no está sin riesgo. Usted debe saber la verdad para que pueda tomar una decisión informada si tiene que decidir el aceptar or rechazar la resucitacion cardiopulmonar.

La RCP se administra cuando el corazón de una persona ha dejado de funcionar lo suficientemente eficaz como para mantener la vida o la persona ha dejado de respirar, o ambos.

Por lo tanto, durante un intento de resucitación normalmente están presente las siguientes personas: un médico, varias enfermeras, al menos dos terapeutas respiratorios (a cargo de la ventilación, gases sanguíneos, intubación y sistemas de soporte vital), técnicos de electrocardiograma, personal de laboratorio y un guardia.

En su nivel más básico, la RCP implica comprimir manualmente el pecho para bombear la sangre por todo el cuerpo. El procedimiento requiere que el esternón (el hueso plano situado en la parte anterior del pecho a la que están unidas las costillas) se comprima al menos 5,0 centímetros (no menos de 3,8 centímetros y no más de 6,0 centímetros) a una velocidad de 100 a 120 veces por minuto. Estas compresiones siempre deben de hacerse correctamente para bombear la sangre y medicamentos con éxito a los órganos vitales. Sin embargo, estas compresiones diseñadas para salvar la vida conllevan algunos riesgos muy graves que se tratan en este capítulo.

La RCP igualmente implica el respirar por la persona utilizando una bolsa de resucitación conocida como *Ambu* (usando una máscara que cubre la cara y exprimiendo la bolsa para bombear oxígeno a los pulmones) o usando la respiración de boca a boca. Hay un período de tiempo, de aproximadamente seis minutos, antes de que comience a ocurrir daño cerebral irreversible debido a la *anoxia* (falta de oxígeno).

Las arritmias más comunes que requieren RCP son las siguientes: la fibrilación ventricular, la taquicardia ventricular sin pulso, la actividad eléctrica sin pulso, la asistolia y la bradicardia sin pulso. El denominador común es el de poca o ninguna perfusión (flujo sanguíneo). Como resultado, los órganos del cuerpo están hambrientos de oxígeno.

La RCP también implica una serie de medicamentos diseñados para estimular el corazón a latir de nuevo y para corregir ciertas arritmias (impulsos eléctricos anormales que son mortales si no se corrigen). A menudo, la RCP se realiza más de una vez y el corazón puede reiniciarse por un tiempo, pero luego puede entrar en alguna otra arritmia que es igualmente letal. Si el corazón no responde a la estimulación química, entonces se aplica una descarga eléctrica dependiendo de la arritmia que haya sido detectada.

Las arritmias básicas más comúnmente encontradas a las que se puede aplicar una descarga eléctrica durante la RCP son la fibrilación ventricular (se refiere a los impulsos eléctricos erráticos que hacen que las cavidades inferiores o los ventrículos del corazón se contraigan de una manera similar al temblor sin bombeo de la sangre) y la taquicardia ventricular sin pulso (el paciente puede estar sin pulso con poco o ningún flujo sanguíneo). ¡La cantidad de energía utilizada es de alrededor de 3.000

voltios! La razón por la que estas arritmias se tratan con una descarga eléctrica es porque, el choque eléctrico, puede hacer que el corazón vuelva a reanudar un ritmo normal.

Es común que el paciente requiera ser intubado para asegurar el intercambio de aire adecuado en los pulmones. Durante una intubación, se insertará un tubo endotraqueal (un tubo de aproximadamente 20,3 a 25,4 centímetros de largo) por la garganta hasta la tráquea. Después de ser colocado, inflará un globo para sellar la tráquea contra el escape de aire. Esto es necesario para proporcionar oxígeno a los órganos, incluyendo el cerebro.

Hay otros tubos utilizados en el esfuerzo de resucitación y su eficiencia varía dependiendo de su diseño. Si usted está en el hospital tendrá catéteres intravenosos, fácilmente disponibles, que se pueden utilizar para inyectar varios compuestos químicos. Sin embargo, establecer un sitio intravenoso puede ser bastante difícil debido a la falta de presión arterial. En tales casos, ya sea en el campo o en el hospital, se puede utilizar un dispositivo intraóseo. Este dispositivo normalmente se atornilla en el húmero (el hueso largo de la parte superior del brazo) o en la tibia (hueso de la espinilla de la pierna).

A menudo se realizan análisis de sangre, incluyendo uno de gasometría arterial (GA). Para realizar una prueba de los gases arteriales requiere que se obtenga sangre arterial de varios sitios (arterias). Es habitual, durante la

RCP, extraer la sangre de la arteria femoral, una arteria importante que se encuentra en la ingle. Este análisis es necesario para evitar tres condiciones que no son propicias para la vida, si no se corrigen tan pronto como sea posible: la anoxia (el contenido de oxígeno de la sangre disminuye), la hipercapnia (los niveles de dióxido de carbono aumentan) y la acidemia (la sangre se vuelve ácida).

El propósito de la RCP es restablecer las funciones capaces de sostener la vida: como lo es la circulación de la sangre y la respiración. Dos actividades esenciales para mantener el buen funcionamiento de los órganos del cuerpo.

Sin embargo, la verdad del asunto es que la eficacia de la RCP depende de múltiples factores: como la condición que llevó al paro cardíaco o respiratorio, la edad de la persona, el estado de su salud preexistente y los factores de comorbilidad involucrados. Los factores de comorbilidad pueden afectar significativamente el resultado de un intento de resucitación.

Otros factores cruciales son la ubicación donde se produce la resucitación y la competencia técnica del personal involucrado en el caso. Muchos estudios se han llevado a cabo, a lo largo de los años, para determinar la eficacia de la RCP. Los resultados varían ya que los datos a menudo son difíciles de obtener. Sin embargo, parece haber cierto acuerdo en cuanto a los resultados de la RCP en términos de supervivencia. Las secuelas también varían dependiendo de si el intento de resucitación se produjo en el hospital o fuera del hospital.

¿Qué Tan Exitosa Es La RCP?

Los datos relativos a los intentos exitosos de RCP pueden parecer algo anticuados. La verdad es que los estudios actuales indican que poco ha cambiado cuando se trata de la RCP. He estado practicando RCP desde 1973 y puedo decirles que, aunque se han hecho avances a lo largo de los años, la forma en que se realiza la resucitación sigue siendo la misma. Tal vez algunos descubrimientos futuros podrán revolucionar la RCP. Pero, hasta ahora, debemos lidiar con el hecho de que las tasas de éxito de la RCP, fuera del hospital, son alrededor del 10 % para las personas de entre 40 y 50 años de edad. Estas tasas de éxito disminuyen por cada década de vida: un 8,1 % para los de 60 años, 7,1 % para los de 70 años y alrededor de 3,3 % para los de 80 años (Span, 2012). Para que esta tasa de éxito se produzca el «...evento necesita ser presenciado por los transeúntes, o necesitan ser encontrados a los pocos segundos de haber ocurrido el colapso y la pérdida de conocimiento» (Leigh, 2019).

Cuando se piensa en las tasas de éxito, se debe analizar en el estado final en que se encuentra la persona después del procedimiento. Hay una enorme diferencia entre el ser resucitado y eventualmente recuperarse completamente. La RCP se considera exitosa si la persona puede continuar una vida fructífera y productiva. Se hace esta distinción porque una persona reanimada puede terminar con órganos dañados (especialmente daño cerebral) y una existencia debilitante que es irreversible en estos casos. Las probabilidades de una resucitación exitosa son ligeramente mayores si ocurre en el hospital.

Un estudio completo de treinta años, realizado desde el 1960 al 1990, reveló que poco ha cambiado con respecto a los intentos de resucitación exitosos aun hasta el presente. A. Patrick Schneider II (Schneider, 1992) declaró que la tasa de éxito se ha mantenido entre el 15 % y el 16 %, ya que «…el 72,9 % de las muertes posteriores a la RCP» se han producido «…en un plazo de 72 horas…».

Usted debe mirar también las tasas de supervivencia después de un intento de resucitación exitosa. Según este estudio, casi el 50 % murió en las primeras 24 horas y el 98 % de los pacientes habían muerto a los 30 días de haber sido reanimados. Además, la tasa de éxito de la RCP disminuye drásticamente con el tiempo que se lleva a cabo la resucitación.

Debemos recordar que cuanto más largo sea el esfuerzo de resucitación, menor será la tasa de éxito. De hecho, la RCP de más de 30 minutos tiene una tasa de éxito de aproximadamente 1,2 % (Schneider, 1992). Se ha demostrado que «…pacientes con cáncer metastásico, SIDA, insuficiencia renal, sepsis o neumonía tienen menos de un 5 % de probabilidades de sobrevivir a ser dado de alta. En un estudio de RCP en una unidad de cuidados intensivos, sólo el 3 % de los pacientes de la

UCI sobrevivieron al procedimiento» (Kaufman S. R., 2005).

Los estudios actuales indican que las tasas de supervivencia, después de la RCP, no han cambiado significativamente. Algunas de las últimas investigaciones indican que un estudio realizado en 2012 reveló «...que sólo alrededor del 2 % de los adultos que fallecen en la calle y reciben RCP se recuperan completamente. Otro estudio en el 2009 mostró que entre el 4 % y el 16 % de los pacientes que recibieron RCP de transeúntes fueron finalmente dados de alta del hospital. Alrededor del 18 % de las personas mayores que reciben RCP en el hospital sobreviven para ser dados de alta, según un tercer estudio» (Stix M. , 2013).

La RCP se considera exitosa si el paciente es dado de alta del centro de salud. A partir de esta actualización, las estadísticas acerca de un intento exitoso de RCP realizado en un hospital son alrededor de 10,8 % y sólo un 9 % sobreviven con un sistema neurológico intacto (SCAFoundation , 2018).

He incluido estas estadísticas sobre la eficacia de la RCP no para disuadirle de aceptar la RCP, sino para aceptarla juiciosamente, ya sea para usted o para un ser querido.

Complicaciones De La RCP

Usted debe de estar consciente de las complicaciones que pudieran surgir como resultado directo de los intentos de la RCP. Un problema muy común, por ejemplo, es el de las costillas rotas (debido a la magnitud necesaria de compresión para bombear la sangre adecuadamente) o un esternón agrietado (menos frecuente). El sonido de las costillas que se fracturan es horrible; suenan como ramas de un árbol que se quiebran o se astillan.

Ciertas condiciones aumentarán en gran medida la incidencia de fracturas durante la RCP. Por ejemplo, los pacientes de avanzada edad frecuentemente padecen de osteoporosis; que es una afección en la que los huesos se vuelven frágiles debido a cambios hormonales. La osteoporosis puede ser tan grave, que un paso en falso o un giro repentino pueden causar una fractura.

Además, una deficiencia prolongada de calcio y vitamina D (otra causa de la osteoporosis) también aumentan el incidente de fracturas durante la RCP. Lo mismo puede ocurrir con el uso prolongado de los corticoesteroides, como la Prednisona y el Solu-Medrol; medicamentos que afectan los huesos haciéndolos más propensos a fracturas.

Ahora, ¡imagínese el efecto posible al comprimir el esternón de 5,0 a 6,0 centímetros! Estas fracturas de costillas podrían causar daños en los órganos internos: laceraciones en el hígado, el bazo, neumotórax (colapso pulmonar debido a una punción por una costilla rota o por bombear agresivamente el oxígeno) y un posible hemopericardio (una acumulación de sangre dentro de la membrana que rodea el corazón, una condición que en sí mismo puede ser fatal) (Schneider, 1992).

Podrían producirse daños en las cuerdas vocales y lesiones en la pared traqueal (en la superficie de la tráquea) durante el procedimiento de intubación. Si el tubo se coloca en el esófago se produce una distensión gástrica; la cual puede ocasionar una aspiración broncopulmonar. La aspiración se refiere a la introducción de material gástrico (del estómago) en los pulmones. Las sustancias gástricas incluyen alimentos, bacterias y ácido hidroclórico. Esto puede suceder antes y durante los esfuerzos de resucitación.

Una broncoaspiración produce una inflamación instantánea de los bronquios. La broncoaspiración se convierte en una neumonía unilateral (es posible que sea bilateral) debido a la introducción de contenido gástrico y microorganismos. El resultado final de este evento es que impedirá aún más el intercambio de gases en los pulmones. Si el individuo sobrevive la RCP, estará luchando contra una neumonía bastante seria en un estado débil. El significado de este evento es que será más difícil entregar oxígeno al cuerpo y la retención de dióxido de carbono a menudo aumentará, dependiendo del caso individual.

Además, una de las posibilidades más devastadoras es la del daño permanente cerebral debido a la falta de oxígeno al cerebro (Stix M. , 2013). Esta situación se presenta debido a un estado hipóxico (bajo de oxígeno) prolongado y el cual conduce a la anoxia (falta de oxígeno a todos los tejidos del cuerpo) Cuando esto ocurre, el individuo ya no será capaz de expresarse. Un estado de anoxia extendido fácilmente podría resultar en la muerte cerebral del paciente. Desafortunadamente, en este caso, la vida no se puede mantener sin intervención de métodos artificiales.

Todos deberíamos recordar el caso de Terry Schiavo. Terry se derrumbó debido a un paro cardíaco como resultado de un desequilibrio de potasio a la edad de veintisiete años (Cline, 2016). Ella fue resucitada, pero había sufrido daño cerebral irreversible debido a una anoxia prolongada. Como resultado, Terry Schiavo pasó los siguientes quince años en un estado vegetativo persistente. Según Cheryl Arenella MD, MPH (Arenella), existe un «...estado vegetativo cuando una persona es capaz de estar despierta, pero está totalmente inconsciente. Una persona en estado vegetativo ya no puede "pensar", razonar, relacionarse significativamente con su entorno, reconocer la presencia de seres queridos o "sentir" emociones o malestar. Los niveles más altos del cerebro ya no son funcionales. Un estado vegetativo se llama "persistente" si dura más de cuatro semanas».

Aunque existe mucha controversia en torno al caso de Terry Schiavo, lo cierto es que, en su autopsia, se reveló que su cerebro se había achicado a la mitad de su peso normal; una condición que la deterioro gravemente (Grady, 2005).

La gravedad de su lesión cerebral debido a la falta de oxígeno, la dejó con los siguientes impedimentos:

1) totalmente dependiente de los demás;

2) no podía comer ni beber sin asfixia o sin aspirar;

3) incapaz de hablar;

4) incapaz de controlar las funciones de la vejiga y el intestino;

5) capaz de tener períodos de vigilia y sueño;

6) capaz de estornudar, toser, llorar y sonreír;

7) capaz de responder automáticamente al tacto, al sonido y la luz.

Las habilidades exhibidas por Terry Schiavo son todas respuestas automáticas que no requerían un proceso cognitivo (Arenella). Los bebés recién nacidos estornudan, tosen, lloran, y se sonríen. Ellos también responden al tacto, al sonido y a la luz. Sin embargo, todas estas son respuestas automáticas que no requieren ningún proceso de raciocinio. A medida que el recién nacido se desarrolla, la capacidad de interactuar cognitivamente con su entorno entra en juego. Cuando esto se pierde como resultado de una lesión cerebral causado por algún incidente, como la anoxia prolongada, las capacidades cognitivas no se pueden recuperar.

Mis pensamientos se dirigen a su familia. Sólo puedo imaginar la angustia y el dolor que experimentaron. Sus decisiones se basaron en el amor, independientemente de si estamos de acuerdo con ellos o no. Sin embargo, una pregunta crucial sigue siendo: ¿le gustaría verse usted o a un ser querido en el mismo estado que Terry Schiavo?

Existe la posibilidad de una calidad de vida gravemente disminuida, especialmente a medida que la persona envejece. La ocurrencia de las cosas descritas es tal que muchos médicos rechazarán la RCP. «Ken Murray deduce que los médicos rechazan estas medidas "heroicas" por razones intelectuales. Argumenta que conocemos los datos, que incluye un estudio que informa que, de las personas que reciben RCP, sólo el 8 % son reanimados con éxito. (De ese 8 %, sólo una parte de ellos vuelve a su función habitual completa)» (Yang, 2013). *Los médicos no están solos en esta decisión. Muchos profesionales, en el campo de la medicina, ¡le dirán que no quieren ser resucitados!*

Soporte Vital y La Ventilación Mecánica

Si usted o un ser querido sobreviven un intento de resucitación, el escenario más probable sería el de estar en soporte vital. Sin embargo, usted no tiene que haber sido reanimado para terminar en soporte vital. El soporte vital implica el uso de diferentes terapias o intervenciones diseñadas para mantener la vida biológica o la vida de su cuerpo. En estas situaciones siempre debemos pensar en los otros aspectos involucrados como el estado mental, emocional y espiritual de la persona.

El soporte vital puede tomar muchas formas dependiendo del caso. La forma más comúnmente conocida es la de la persona en un respirador, la versión moderna del pulmón de hierro. Esta forma de soporte vital se conoce como ventilación mecánica. Es una tecnología maravillosa que ayuda a preservar la vida. Es efectivamente milagrosa cuando se trata de superar una condición aguda: una neumonía grave, una exacerbación de la enfermedad pulmonar obstructiva crónica (enfisema, asma, bronquiectasia y muchos otros) y complicaciones postoperatorias, por nombrar algunas. Si no fuera por el respirador, no estaría aquí hoy. Por otro lado, la ventilación mecánica igualmente pudiera, dependiendo de la condición del paciente, ¡indudablemente prolongar su muerte!

Desafortunadamente, el ejemplo de prolongar el proceso de morir de un ser humano es más común de lo que se imaginan. Para estar en ventilación mecánica debe haber sido intubado. Como mencione en la sección anterior, el proceso de intubación conlleva sus riesgos: cuerdas vocales dañadas, dientes astillados y aspiración (cuando se inserta en el esófago en lugar de la tráquea).

Además, el tamaño del tubo endotraqueal varía para acomodar diversas edades y condiciones anatómicas. Por ejemplo, los tubos endotraqueales adultos normalmente oscilan entre 6,0 y 10,0 milímetros de diámetro. En otras palabras, usted estará respirando a través de un sorbeto. Cuando se llevan a cabo intentos de retirar la ventilación mecánica, la sedación del paciente se descontinua o se reduce al mínimo. Esto se hace para poder juzgar la habilidad del paciente de respirar por sí mismo. Naturalmente, la persona empieza a darse cuenta de su entorno (es como si miraras al mundo a través de una espesa niebla). Cualquier dolor que pueda tener lo sentirá al no ser que le hayan suministrado algún analgésico. Aun con el analgésico, el dolor se pudiera sentir porque la dosificación es necesariamente baja para poder observar la habilidad cognitiva del paciente.

Entonces es posible estar despierto, con dolor, pero incapaz de hablar (el tubo de la garganta le impide hablar). Cuando el respirador está funcionando, el aire es forzado a entrar en los pulmones. Al empezar el proceso de retirar la asistencia respiratoria, la mayor parte del trabajo lo hace el paciente; aunque con un poco de ayuda del respirador. ¡Por lo tanto, imagínese estar despierto y plenamente consciente de su entorno mientras respira a través de un sorbeto! Figúrese el torbellino emocional que experimenta el paciente, sus familiares y amigos. Ahora agregue algunas flemas o secreciones pulmonares y pueden imaginarse lo que se sentiría.

Durante este tiempo, puede ser necesario un lavado pulmonar. Esto requiere la introducción de 5,0 a 15,0 centímetros cúbicos de solución salina (solución de sal) en el tubo endotraqueal seguido por la succión endotraqueal. ¡Durante este proceso el paciente se siente como si se estuviera ahogando! La introducción del catéter de succión puede causar más daño a la pared traqueal, aumentar el riesgo de infección y provocar un impulso incontrolable de toser.

Después de aproximadamente catorce días, los médicos comenzarán a considerar una traqueotomía (una abertura que se crea quirúrgicamente en la garganta y que incluye la inserción de un tubo de traqueotomía).

Esto facilitará la respiración y el retiro de la ventilación mecánica. La traqueotomía, en la mayoría de los casos, es una temporal. Si el paciente rebasa su estado crítico, el tubo de traqueotomía se puede extraer y la estoma (o agujero en la tráquea) se cerrará; esto permitirá al paciente respirar normalmente. *Recuerde que cuando se emprende ese camino final, el estar en un respirador no cambiará las perspectivas. Lo que terminara pasando es que se prolongara el proceso de morir.*

Otro problema que se puede manifestar es el desarrollo de una incapacidad para tragar líquidos o sólidos correctamente. Esto puede provocar la introducción de alimentos o brebajes en los pulmones, causando así algunos problemas graves, como una neumonía por broncoaspiración. Si tiene suerte, es posible que pueda comer una dieta blanda o puré de alimentos y beber líquidos espesados. De lo contrario, la alimentación seria a través de un tubo.

El soporte vital no es sólo la ventilación mecánica. En la mayoría de los casos este proceso incluye otras intervenciones diseñadas para mantener su cuerpo con vida. Usted y su familia deben de elegir si aceptan el uso de tales medidas heroicas. Sólo recuerde que todas las opciones relacionadas con el soporte vital o el uso de medidas heroicas son opcionales. Además de la resucitación y la ventilación mecánica, estas medidas pueden incluir algunas intervenciones o todas las siguientes dependiendo del caso.

Nutrición Artificial, Hidratación, Alimentación Por Sonda y La Alimentación Intravenosa

Marianne Duda, MS, RDN, LDN, CNSC Nutricionista Clínico, escribió:

Cuando las personas no pueden o no deben comer, el equipo médico considera formas alternativas de mantener a una persona hidratada y alimentada. Cuando se utilizan cerca del final de la vida, estas terapias son consideradas medidas heroicas por algunos y por otros, simplemente esenciales para la vida.

Por lo general, se inserta una «línea intravenosa» en una vena en la parte posterior de la mano o del antebrazo para proporcionar la hidratación y los medicamentos. Dependiendo de la condición de la persona, un catéter intravenoso especial puede ser tunelizado a través del brazo o insertado directamente en las venas más grandes del cuello o el pecho. Los nutrientes, la hidratación y los medicamentos se pueden infundir directamente en la vena grande (vena cava superior) que se vacía en el corazón y luego se bombea por todo el cuerpo. La alimentación en esta vena grande se conoce como nutrición parenteral (NP) y se utiliza cuando el estómago y los intestinos no son capaces de digerir y absorber nutrientes esenciales. Otros nombres para la alimentación intravenosa incluyen nutrición parenteral total (NPT), nutrición

---

parenteral central (NPC), mezcla total de nutrientes (MTN), hiperal, hiperalimentación, nutrición parenteral periférica (NPP) o nutrición parenteral en el hogar (NPH).

Alternativamente, se puede insertar un «tubo de alimentación» a través de la nariz, la boca o a través de una abertura hecha en el abdomen para acceder al estómago o intestino delgado. La alimentación por sonda también se conoce como nutrición enteral o por el tipo y la colocación de la sonda de alimentación. Los siguientes son los tubos que se utilizan: nasogástrica (NG) orogástrica (OG), nasoyeyunal (Dubhoff), gastrostomía (tubo G), gastrostomía endoscópica percutánea (GEP), gastroyeyunostomía endoscópica percutánea (GYEP) y yeyunostomía (tubo Y). No es raro que uno reciba ambos tipos de terapia. La hidratación y los medicamentos a menudo se proporcionan a través de una vía intravenosa, mientras que los líquidos ricos en nutrimientos (y algunos medicamentos) se administran a través de una sonda de alimentación.

Los problemas que rodean estas medidas de soporte vital son aún más controvertidos, ya que la comida siempre ha estado asociada con la vida. Como tal, provoca una gran variedad de angustia mental, emocional y espiritual; como lo es el miedo a dejar morir de hambre o de sed a un ser querido.

Como se ha discutido a lo largo de este libro, las decisiones más difíciles se toman al determinar si el final de la vida está cerca. ¿Deberíamos alimentarnos? ¿Debemos mantener a nuestros seres queridos hidratados? El equipo de atención médica no facilita una decisión fácil para los miembros de la familia y los seres queridos. La deshidratación no sólo ocurre con la incapacidad de tomar líquidos por vía oral, sino que también ocurre con fiebres altas, pérdidas a través del intestino (diarrea, heces acuosas, salida de ostomía, fístulas), a través del drenaje de heridas y factores ambientales. Estos factores pueden contribuir a un escenario del fin de la vida. Tenemos que hacer la siguiente pregunta: ¿se debe retenerse la hidratación adecuada y la sustitución de las pérdidas de líquidos? A los profesionales de la salud se les enseña que la NTP y la alimentación por sonda deben ser retenidas cuando hay un pronóstico pobre o terminal o cuando no se desea una terapia agresiva, pero no nos dicen «no deseado», ¿por quién? (Duda, 2017).

El escrito de Marianne Duda refuerza la necesidad de estar completamente informado con un diagnóstico y con un pronóstico. Esto es muy importante porque en muchos casos, estos procedimientos pueden salvar una vida. O, por el contrario, todo lo que hará será prolongar el proceso de la muerte. Es interesante notar que las investigaciónes ha demostrado que estas formas de alimentación no proporcionan consuelo y que sin ellos los pacientes pueden morir cómodamente (Life Support Choices, 2011). La alimentación artificial a menudo puede resultar en la aspiración en los pulmones (con la excepción de la sonda dobhoff) que resulta en una neumonía complicada. Las investigaciones muestran que «... la deshidratación en la etapa final de una enfermedad terminal es una forma muy natural y compasiva de morir» (Dunn, 2016).

Diálisis

Este procedimiento implica la inserción de un catéter de diálisis. Se inserta en la subclavia (vena principal que se encuentra debajo de la clavícula), la yugular interna (una vena mayor que se encuentra en el parte lateral del cuello) o la vena femoral (vena mayor que se encuentra en la zona de la ingle). El catéter de diálisis solo se puede utilizar entre dos y seis semanas para tratar una condición aguda o un estado crónico recién adquirido. Para una afección crónica, se requiere un procedimiento quirúrgico mucho más extenso. La diálisis para el paciente con una enfermedad cronica o para el moribundo sólo prolongará el proceso de morir (Definition of Catheter - hemodialysis, 2012). Estos procedimientos conllevan algunos riesgos, como una hemorrgia interna o un neumotórax (colapso pulmonar debido a una perforacion o ruptura del pulmón). Un neumotórax requerirá otra intervención quirúrgica para insertar tubos para re-expandir el pulmón lesionado.

Marcapasos

Estos pequeños dispositivos electrónicos se implantan quirúrgicamente en la pared torácica para regular los latidos cardíacos lentos o erráticos. Hay varios riesgos asociados con este procedimiento según Robert M. Youngson (Youngson, 2016):

> Debido a que la implantación de marcapasos es un procedimiento quirúrgico invasivo, este puede ocasionar posibles complicaciones como sangrado interno, infección, hemorragia y embolia. La infección es más frecuente en pacientes con sistemas de marcapasos temporarios» y la «…colocación de los cables y electrodos durante el proceso de implantación también presenta ciertos riesgos para el paciente. Es posible que un electrodo pueda perforar el corazón o causar cicatrices u otros daños. Los electrodos también pueden causar estimulación involuntaria de los músculos esqueléticos cercanos.

Procedimientos Quirúrgicos

Algunos de estos procedimientos han sido mencionados anteriormente: traqueotomía, biopsias, inserciones de varios catéteres (tanto venosas como arteriales), diversos drenajes, inserción de marcapasos y, dependiendo del caso a tratar, cirugía mayor.

Productos Farmacéuticos

Este es un tema bien complejo debido a los cientos de medicamentos disponibles. Está fuera del alcance de este libro el enumerar todos los compuestos químicos que se utilizan en el campo de la medicina. Basta decir que los potentes fármacos utilizados pueden y tienen efectos secundarios graves; que pueden ser perjudiciales para algunos sistemas de órganos del cuerpo.

Procedimientos De Laboratorio y Radiología

Numerosos análisis de sangre y orina se hacen a diario. Tambien se puede ver una multitud de pruebas de radiología: desde una simple radiografía, tomografía computarizada o resonancia magnética; hasta los procedimientos de intervención más complejos que realiza el radiologo.

Tubos, Tubos, ¡y Más Tubos!

En la medicina existen diversas categorias de tubos: intravenosos, arteriales, rectales, Foley (vejiga urinaria), alimentacion, diferentes tipos de drenajes (que requieren ser inplantados quirurjicamente), endotraqueales, traqueotomia y muchos mas.

Espero que esta información le dará una idea sobre algunos de los procedimientos involucrados en las intervenciones al final de su vida. Esto solo representa el principio de la odisea. También hay que tener en cuenta, al tomar decisiones tan importantes, el impacto financiero en usted o en su familia. Ya se sabe que la vida de un ser humano no tiene precio y que debemos hacer todo lo posible por ella. Yo estoy totalmente de acuerdo siempre y cuando no requiera el sufrimiento prolongado de ese ser. Estas son decisiones que mejor son tomadas por cada individuo y no dejársela a los familiares. Las medidas heroicas, al final de la vida, son extremadamente costosas tanto para usted como para la sociedad. Este enfoque se refiere a America del Norte y no a otros países, pero estoy casi seguro de que existe una bastante paralelismo.

El Impacto Financiero

Cuando pasé por esta experiencia en 2001, tenía 48 años y estaba en excelente estado de salud. Si no hubiese estado saludable, los resultados podrían haber sido muy diferentes. Mi viaje personal a través de esta pesadilla incluyó varias etapas: la visita inicial al departamento de emergencias; procedimientos quirúrgicos eventuales; soporte vital (incluyendo ventilación mecánica) durante dos semanas; cuatro días en el piso médico-quirúrgico; mas seis semanas de antibióticos fuertes en casa. Esta pesadilla costo en exceso de 250.000 dólares. A pesar de esta cifra exorbitante, el total no incluyo las facturas adicionales de agencias externas: radiólogos, cargos de laboratorio, medicamentos, visitas con varios médicos, etc. Afortunadamente, teníamos una excelente póliza de seguro, la cual no resulto lo suficiente.

El impacto financiero total, incluyendo la hospitalización, la terapia intravenosa continua durante seis semanas y la pérdida de ingresos probablemente fue de unos 50.000 dólares. Incluso con el seguro, mi esposa y yo elegimos cobrar nuestro 401K para pagar nuestras deudas y vendimos 3,5 acres de tierra que habíamos comprado para nuestro retiro. También recibimos ayuda de familiares, amigos y el complejo de apartamentos en el que estábamos viviendo nos regaló un mes de alquiler. Tuvimos suerte, pero imagínense aquellos que no tienen seguro o una póliza de seguro que no cubre lo que el nuestro abarcó. Esto ocurrió hace más de dieciocho años, ¡es mucho más caro hoy en día!

Hace un tiempo llevé a mi esposa a la sala de emergencias, debido a un dolor abdominal inferior. Estuvo allí aproximadamente dos horas y fue dada de alta a la casa. ¡La cuenta era de más de 17.000 dólares! Sé por experiencia que cuando se enfrenta a una enfermedad devastadora, la cuenta puede llegar a millones dependiendo de una variedad de factores.

Ofrezco estos ejemplos para ilustrar el impacto financiero que una enfermedad puede tener en su vida. Cuando el problema abordado es crítico, el impacto financiero es alucinante. Sin un seguro y una excelente estructura de apoyo, la pesadilla financiera podría extenderse más allá de la imaginación.

Hay que tener en cuenta las cuestiones relacionadas con los aspectos financieros de la muerte y su proceso, especialmente hoy día. Tales escenarios catastróficos podrían devastar fácilmente las finanzas de sus seres queridos. Hagamos un breve viaje a través de los aspectos financieros que se pueden confrontar al final de la vida.

No puedo entrar en una explicación detallada de los costos que tienen que ver con el final de la vida; ya que estos variarán significativamente de un caso a otro. Esto puede lucir insensible e impersonal, pero créanme que un buen número de pacientes con enfermedades terminales se preocupan por lo que sus seres queridos tendrán que pasar debido a su condición médica. Si han llegado al final de su vida ¿cuál es el propósito de incurrir en una enorme deuda si al final el resultado no cambiará?

Debe tener en cuenta que los costos no son exclusivamente financieros, sino no también físico, mental, emocional y espiritual. Empezaré con los aspectos financieros de la muerte. Permítanme asegurarles que no estoy poniendo un precio a la vida. La vida no tiene precio, ¡mientras que haya calidad! Sin embargo, este es un tema que debe ser expuesto a la luz, ya que usted, yo y todos los demás en este mundo nos encontraremos cara a cara con esta realidad.

Los problemas financieros que destaco son los costos innecesarios adquiridos al final de la vida; en intervenciones médicas que no cambiaran el resultado final. Me entristece ver a un gran número de personas pasar sus últimos días en una unidad de cuidados intensivos rodeado de máquinas, pruebas constantes y una multitud de otras indignidades. Los pacientes son sometidos a un aluvión constante de intervenciones de todo tipo, diseñadas para extenderles la vida o investigar qué más está pasando en su cuerpo. Gran parte de lo que ocurre en los hospitales hoy día, es una práctica de medicina más bien genérica; la cual conduce a procedimientos y gastos innecesarios y resultados negativos sin precedentes. No culpo a los médicos, si no al sistema y las leyes del país.

Por ejemplo, cuando un paciente cumple con los criterios para la implementación de un «Protocolo de Sepsis», una de las indicaciones es utilizar una cantidad bastante grande de fluidos. Hay evidencia científica que apoya tales acciones. De hecho, estas investigaciones muestran que tales intervenciones definitivamente mejoran las tasas de mortalidad. La cuestión es que estos protocolos se utilicen juiciosamente. Debe ser el médico el que implemente el protocolo. Según Diana J Kelm, M.D., et al (Kelm, et al., 2015) nuestro «...estudio encontró que la evidencia persistente clínica y radiológica de una sobrecarga de líquidos está asociada con un aumento de la necesidad de intervenciones médicas relacionadas con los fluidos», al igual que un aumento en «...la mortalidad hospitalaria …» y más.

Este estudio continúa afirmando que el uso de tales protocolos se ha asociado con un aumento en las intervenciones médicas y los costos resultantes por diversas complicaciones: una aumentos en la necesidad de diuréticos; procesos de toracentesis (eliminación de líquido con una aguja) debido a derrames pleurales o la acumulación de líquidos entre las dos membranas que rodean los pulmones; edema pulmonar (los pulmones se llenan de líquido); más los aumentos en la presión arterial (Kelm, et al., 2015). Tal condición podría resultar fácilmente en que el paciente tenga que ser intubado y colocado en un ventilador mecánico; procedimientos que, en muchas ocasiones, pueden resultar en la implementación de otras medidas de soporte vital.

Estas medidas añadidas conllevan sus riesgos y aumentan la duración de la estancia del paciente en el hospital, acrecentando los cargos, los cuales podrían haberse evitado. El médico debe ser el que tome tales decisiones de paciente a paciente.

Desafortunadamente, los médicos están siendo despojados de su capacidad para manejar la enfermedad de sus pacientes como se les enseño y de acuerdo con sus experiencias. En cambio, el curso de su trabajo está siendo dictado por pólizas externas puestas en práctica por las administraciones hospitalarias. He estado al cuidado de pacientes que estaban gravemente enfermos y muriendo lentamente. Estos pacientes y sus familias terminaron con costos financieros astronómicos que abarcaban desde unos 250.000 a 1.500.000 dólares. Tristemente, a pesar del impacto financiero, sólo lograron prolongar sus muertes.

¿Se les facturó estas enormes cantidades? Probablemente no, ya que el seguro de salud habría pagado una parte de esas facturas. ¿El hospital absorbió parte o la totalidad del costo, dependiendo de si el paciente tenía o no algún tipo de seguro de salud? La respuesta es, «Sí». ¿A los pacientes se les facturó una gran parte del dinero debido? ¡Seguro que sí! Y lo que recibieron estas personas por su dinero fue el «privilegio» de morir o ver morir a un ser querido, como resultado de una muerte larga y a menudo agonizante.

Todos debemos considerar el efecto total de nuestro viaje a través del fin de la vida. Es fácil decir que salvar la vida de uno o la de un ser querido vale todo el dinero del mundo. Esto es cierto si la condición del paciente es reversible o la enfermedad curable.

He tenido el placer, a lo largo de mi carrera, de poder ayudar a muchos pacientes a salir del soporte vital y reanudar sus vidas; mientras trabajaba junto a excelentes equipos de enfermeras y médicos. Desafortunadamente, también he visto que la misma tecnología, evidentemente extiende el proceso de morir y el sufrimiento. Es doloroso ver a los pacientes y a sus seres queridos pasar por este proceso en vano. Sin embargo, como profesionales de la salud nos dedicamos al bienestar de nuestros pacientes y seguimos haciendo lo mejor que podemos por ellos; incluso cuando conocemos de ante mano el resultado. Tenga en cuenta, sin embargo, que el costo de los procedimientos que prolongan la vida variará de acuerdo con los problemas médicos que se están abordando.

Sólo para darle una idea de mi propia profesión, un análisis de gases arteriales de la sangre, que se utiliza ampliamente cuando un paciente está en soporte vital, costará entre 1.200 y 2.000 dólares por cada prueba y el precio varía de una institución a otra. Esta prueba de laboratorio se realiza, en muchos casos, de forma rutinaria (al menos una vez al día) y a menudo se realiza varias veces durante un período de veinte cuatro horas. Este análisis de sangre es necesario para determinar cómo están funcionando los pulmones y como están funcionando otros sistemas compensatorios como los riñones. ¿Es verdad que esta prueba se utiliza excesiva e innecesariamente? ¡Absolutamente! ¿Es posible que le cobren al paciente? ¡Absolutamente!

Por ejemplo, para determinar la acidez o alcalinidad de la sangre, no es necesario hacer un análisis de gases de sangre arterial, debido a que esta prueba se puede realizar con sangre venosa. Además, existen otros métodos no invasivos para medir los niveles de oxígeno y dióxido de carbono en la sangre. Igualmente, hay muchos otros casos en los que esta prueba se utiliza de forma inapropiada. Sin embargo, tenga en cuenta que detrás de todas las situaciones existen ciertas influencias. Una fuerza poderosa que ha afectado negativamente la práctica de la medicina, la industria de la salud y los costos de los seguros ha sido nuestra sociedad litigiosa en conjunto con la falta de voluntad de los legisladores para cambiar las leyes existentes. Por ejemplo, uno de los resultados es que muchos médicos se han visto obligados a ordenar y repetir pruebas y(o) realizar procedimientos por miedo a ser demandados.

Por lo tanto, si usted está en la unidad de cuidados intensivos y en un respirador durante catorce días (no inusual); el cargo por los gases sanguíneos arteriales, por sí solo, pudiera ser alrededor de 28.000 dólares (si sólo se hace una vez al día). Si usted está en el proceso de que le retiren el soporte vital, el precio puede aumentar a unos 42.000 dólares durante un período de catorce días. El cargo del ventilador puede variar de 1.500 dólares por día (Dasta & Mody, 2005) a más de 3.000 dólares por día, dependiendo del hospital y la zona del país. Frecuentemente, el cargo por el soporte vital del ventilador puede ser de 21.000 dólares o más. Es relativamente fácil adquirir una cuenta de 63.000 dólares en sólo estos dos procedimientos.

Ahora, pasemos a los cargos de la habitación. Los cargos por la habitación durante la estancia en las unidades de cuidados intensivos pueden variar entre 11.000 dólares por día (si está en un respirador) y alrededor de 7.000 dólares por día sin un respirador. Después del segundo día, disminuye de unos 5.000 a aproximadamente 4.000 dólares y se estabiliza después del tercer día en unos 3.500 dólares por cada día (Dasta & Mody, 2005).

Estos precios, como he mencionado antes, variarán de un hospital a otro, de un estado a otro y de un área a otra del país. Tenga en cuenta que, en este escenario tan simplista, la factura médica al final de sus catorce días será de más de 100.000 dólares. Aunque algunos de estos datos parecerán estar fechados, los estudios actuales indican que el gasto superará de hecho los 100.000 dólares (Donahoe, 2012).

Si agrega servicios de radiología (rayos X, resonancias magnéticas, tomografías computarizadas, etc.), pruebas de laboratorio, posibles intervenciones quirúrgicas, medicamentos, oxígeno y una gama interminable de suministros (tubos de todo tipo, varios equipos diferentes, vendas, tiritas y mucho más) puede ver por qué su factura podría fácilmente remontarse a 200.000 dólares. He visto algunos superar el millón de dólares.

La porción de la factura de la que usted será responsable dependerá de lo que pague su seguro. Esta cuenta puede ser afectada por la agresividad con la que el hospital y otros servicios contratados de forma independiente, intenten cobrarle a usted y a su familia. ¡Sus dificultades o inhabilidad de pagar esta deuda, eventualmente afectará sus calificaciones crediticias durante años! Si el hospital o cualquier otra entidad involucrada decide tomar medidas legales en su contra, los efectos son devastadores.

Un artículo publicado en The Fiscal Times declaró que «…el 43 % de los beneficiarios de Medicare gastan más que el valor total de sus activos, excluyendo su hogar, en costos médicos de su propio bolsillo. Y el 25

% gasta todo lo que tiene, o más de lo que tiene, incluyendo el valor de su hogar» (Rosenberg, 2012). El costo de la atención médica se dispara durante los últimos cinco años de vida de la persona. Y es durante este periodo de tiempo cuando las finanzas del hogar se agotan; dejando al cónyuge sobreviviente con una deuda insostenible, añadida al dolor de haber perdido a un ser querido. En medio de la agitación mental, emocional y espiritual, muchas familias se ven frente a frente a estas dificultades financieras.

Lo que me entristece es esto: los estudios muestran que estas medidas heroicas no tuvieron un impacto significativo en el resultado final (Alfonsi, 2009). Sé que este NO es un tema fácil de hablar, debido a las variables mental, emocional y espiritual del individuo que se enfrenta al final de la vida o la de un ser querido. El tema se vuelve mucho más doloroso, si usted se encuentra teniendo que considerar la eliminación del soporte vital.

Por estas razones, hay una pregunta que tendrá que hacerse usted mismo y otra en la que habrás de pensar a medida que las condiciones vayan cambiando con el tiempo: ¿Estará usted, al final, prolongando la vida o prolongando su propia muerte o la de alguien a quien usted ama? Depende de cada individuo y de su familia responder a esta pregunta tan difícil. Si se arma con informes precisos acerca de la condición y el pronóstico la persona, evitará muchas de las incertidumbres que puede nublar sus pensamientos. Conozca el tipo de enfermedad, los factores de comorbilidad y la salud general de la persona afectada antes del evento. Recuerde que es imprescindible el respetar y actuar de acuerdo con los deseos expresados de dicha persona.

ᘓ ᘔ

¿Es la muerte, el último sueño? No, es el despertar final.

Sir Walter Scott

ଔ ଓ

La idea de la muerte, el miedo a ella, que atormenta al animal humano como nada más; es un pilar de la actividad humana—actividad diseñada en gran medida para evitar la fatalidad de la muerte, para superarla negando de alguna manera el destino final del hombre.

Ernest Becker

CAPÍTULO TRES

¿Prolongando La Muerte o Prolongando La Vida?

Si usted o un ser querido se encuentran en buen estado de salud, entonces las medidas de soporte vital serían aconsejables. Por ejemplo, en este momento en que escribo estas líneas tengo 67 años y mi esposa tiene 68. Contamos con una excelente salud, no tenemos factores de comorbilidad importantes y estamos física y mentalmente activos. Espiritualmente, estamos muy consciente de que la vida no termina con la muerte física y reconocemos el hecho de que todos moriremos mientras que, a la misma vez, disfrutamos de nuestra vida. Si se produjera una crisis de salud aguda, consideraríamos medidas de soporte vital. Sin embargo, si una condición aguda se volviera crónica y debilitante, al grado que no seamos capaces de usar nuestras mentes o cuidar de nosotros mismos, terminaríamos con el soporte vital.

Para que usted llegue a una decisión como la descrita anteriormente, debe evaluar honestamente su estado actual de existencia o la de un ser querido. Necesita pensar holísticamente (analizar la situación desde todos los ángulos) y discutirlo todo con su familia y con otras personas allegadas.

La Cuestión De La Comunicación

El primer paso para lograrlo es el tener una idea clara de su estado de salud o de alguien a quien ama. Usted necesita estar consciente de los procesos de la enfermedad y como estos están afectando a su cuerpo. A continuación, debe solicitar de sus médicos declaraciones francas e imparciales de los problemas de la salud que está padeciendo. Aclárele a ellos que usted quiere que le digan la verdad, no alguna versión recubierta de azúcar que ellos creen que usted será capaz de aceptar y comprender. Sin embargo, *usted debe de estar preparado para escuchar la verdad.* No se enoje con el médico que es honesto con usted y que le ofrece, con exactitud, la información que usted necesita. El no querer oír la verdad es como el que se tapa los ojos para no ver, porque la realidad de la situacion sigue ahí esperándole aunque no quiera verla. No conocer la veracidad del caso, no cambia el resultado final.

Permítanme reiterar el hecho de que los médicos son personas normales como usted y yo que han estudiado medicina. No son infalibles. La gran mayoría de los médicos tienen su mejor interés en el corazón, pero son tan humanos como usted y yo. Debido a esto, la mayoría de los médicos tienen sesgos personales, orgullo, personalidades egocéntricas, creencias religiosas o no religiosas, etc. Todas las cuales, por lo general, permanecerán sin ser reveladas y por muy buenas razones.

Todo el personal clínico practica cierto grado de distanciamiento de los casos que atienden. No obstante, para otros podemos aparecer como si estuviéramos tan distantes que aparentamos ser fríos e indiferentes al dolor ajeno. La verdad es que este comportamiento representa un mecanismo de autoprotección emocional y mental. De no ser así, se corre el riesgo de que nuestros sentimientos, pensamientos y emociones surjan a la superficie, posiblemente nublando nuestro juicio. Por otra parte, este aparente estoicismo ayuda a tranquilizar e infundir cierto grado de confianza. Usted se sentiría bastante incómodo si se diera cuenta del estado emocional de su médico o de lo que este piensa del mundo.

Sin embargo, debido a las limitaciones del tiempo y, en muchos casos, a la falta de comunicación con los pacientes y la familia; la calidad y la cantidad de información transmitida a menudo son inadecuadas. He estado presente en cientos de encuentros de este tipo y he sido testigo del malestar e inquietud que se manifiesta al abordar temas como la muerte y su proceso. La información más común que siempre recibía, de los pacientes, era la falta de comunicación del personal, especialmente de los médicos.

La responsabilidad de establecer un buen intercambio de información también recae sobre los hombros de los pacientes y sus familiares. Muchos pacientes y familiares padecen de *audición selectiva*, ya que tienden a centrarse en aspectos de una conversación que suenan positivos. Para evitar confusión, anote las preguntas que desea hacerle al personal clínico. Escuche atentamente al médico con un mínimo de interrupciones. No acepte nada más que una respuesta veraz y completa a sus preguntas.

Por ejemplo, durante mi hospitalización en 2001, tuve la suerte de haber tenido un médico primario increíble, dos excelentes neumólogos, enfermeras y terapeutas respiratorios. Mi esposa estuvo a mi lado siempre durante la mayor parte del día y la noche. Independientemente de su presencia, faltaba la transmisión de información de los neumólogos y casi parecía como si estuvieran evitando encontrarse con ella. Mi esposa, que mide 1,5 metros de altura, logró acorralar a uno de los neumólogos y le exigió que la mantuvieran informada. Después de ese encuentro, el doctor mantuvo informada a mi esposa acerca del proceso de mi enfermedad. Este neumólogo siempre se mantuvo positivo con respecto a mi enfermedad y eventual recuperación.

Aproximadamente una semana después de ser colocado en un respirador, otro neumólogo (también excelente medico) le informó indiferentemente a mi esposa que debía reunir a la familia; ya que estaba gravemente enfermo y que tal vez no rebasaría la enfermedad. Mi esposa se enojó y básicamente le prohibió que continuara viéndome. Este doctor tenía buenas intenciones y tenía su razón puesto que mi enfermedad tiene una tasa de mortalidad entre el 40 % y el 50 %. Sin embargo, el problema en este caso es que la información ofrecida marcó un punto de vista contradictorio con relación a los informes de los otros médicos. Por otra parte, la información carecía los detalles adecuados para que mi esposa y mi familia pudieran comprender mi situación con claridad. Finalmente, la manera abrupta en que fue entregado el informe contribuyó a un estado de confusión y resentimiento.

A veces los médicos no están de acuerdo y es de esperar que esto ocurra. Si su médico es parte de un grupo, es muy posible que usted pueda ver a otro doctor si el suyo no está disponible. Sin embargo, él o ella debe diferir a su médico y las diferencias de opinión o enfoque deben ser discutidas entre los doctores. Esto evitaría dar al paciente y a la familia información contradictoria como lo que ocurrió en mi caso. Todo el personal médico y las administraciones hospitalarias deben de tener en cuenta que las personas tienen un detector de mentiras incorporado. La mayoría de los pacientes pueden presentir cuando un profesional de la salud está siendo sincero o no con respecto a la información que están suministrando.

A muchos hospitales les encanta implementar, de antemano, respuestas redactadas para aplacar las situaciones que pueden surgir con un paciente y sus familiares. Puedo decirles por experiencia propia que esto no funciona muy bien, ya que muchos pacientes me lo han dado a conocer. Mentir, ya sea total o parcialmente, al paciente y a la familia es irrespetuoso, condescendiente, significa un estado de relaciones públicas extremadamente pobres y puede conducir a litigios. ¿Nos podemos preguntar, por qué? La respuesta es simplemente que las mentiras y las omisiones de la verdad solo logran enojar a los involucrados.

Es un error, de parte de algunos médicos pensar que todos sus pacientes y sus familiares son incapaces de entender los problemas médicos o el proceso de una enfermedad. En la mayoría de los casos, el medico no está consciente del nivel de educación y experiencia que pueda tener su paciente. Esta pudo haber sido la mentalidad de hace más de cuarenta años. Esto ha cambiado hoy día gracias a la disponibilidad de escritos informativos. La verdad es que la información médica está fácilmente disponible para todo el que quiera investigar cualquier enfermedad: incluyendo los métodos de diagnosticar, pronostico, medicamentos y sus interacciones, periodo de recuperación, secuelas y posibles resultados.

Es aceptable que los pacientes y su familia no posean los conocimientos de un médico, enfermero o terapeuta; pero si pueden adquirir una mejor comprensión de la situación por la que atraviesan. He visto a muchos médicos reaccionar con ira y resentimiento cuando son interrogados por el paciente o un miembro de la familia. En cualquier caso, es su derecho cuestionar la validez de todas las cosas que se le están haciendo a usted o a un ser querido.

Algunos médicos pueden tener dificultades para lidiar con la muerte porque se les enseña a salvar vidas y a sanar. Además, las escuelas de medicina dan poca capacitación a los médicos con respecto a los problemas asociados con el final de la vida y, para empeorar las cosas, vivimos en una sociedad que está inclinada a negar y ocultar la realidad de la muerte (Balaban, 2000). De hecho, las investigaciones revelan que los médicos «normalmente reciben poca orientación sobre cómo comunicarse con los pacientes moribundos y sus familiares» (Balaban, 2000). El Dr. Atul Gawande, menciona que los problemas que rodean nuestra finitud no fueron incluidos en los planes de estudios. El continúa diciendo que nuestros «... libros de texto no tenían casi nada sobre el envejecimiento, la fragilidad o la muerte. ¿Cómo se desarrolla el proceso, cómo las personas experimentan el final de sus vidas y cómo afecta a quienes les rodean?» (Gawande, 2014). Además, «...todavía hay poca discusión en las escuelas de medicina sobre los efectos de la tecnología médica en la vida de las personas» (Fitzpatrick & Fitzpatrick, 2010).

Algunos médicos evitan interactuar con los miembros de la familia del enfermo tanto como sea posible, especialmente cuando el resultado no es bueno. Es una realidad que a muchos médicos les resulta extremadamente difícil aceptar la muerte. Y la forma en que ellos abordan sus problemas de salud será coloreada o sesgada de acuerdo con sus personalidades, entrenamiento, experiencia y sus creencias. Este problema involucra no sólo a los médicos, sino también a otros trabajadores en el campo de la medicina.

La muerte de un paciente es un evento para el cual estamos mal preparados. Profesionalmente, los médicos, enfermeras y terapeutas respiratorios no poseen el entrenamiento adecuado para hacerle frente a la muerte de un paciente al nivel mental, emocional y espiritual. Nuestro sistema educacional biomédico proporciona una amplia gama de formación técnica diseñada para tratar y curar lo que afecta al cuerpo físico; mientras que otras modalidades de entrenamiento se centran en prolongar la vida. Es una «... característica de la medicina moderna que "siempre queremos arreglar, arreglar, arreglar"», y que la muerte se ve «... como el fracaso final» (Jason, 2018).

Debo felicitar al Boston College, Connell School of Nursing por instituir «... el programa de simulación del final de la vida de un semestre de duración» (Goldthrite, 2016). Esta poderosa simulación pone a los estudiantes cara a cara con la muerte y ayuda a suavizar el impacto (lo más que pueda ser posible) a la exposición continua a tales situaciones estresantes. Sólo deseo que tales programas se convirtieran en la norma en lugar de la excepción. El campo no está desprovisto, por supuesto, de material que trata este tema. Hay excelentes módulos disponibles que abordan cuestiones tales como cuidado de hospicio, cuidado paliativo, directivas avanzadas, documentación, cuidado de pacientes al final de la vida y el estrés traumático secundario. La mayoría de las escuelas incluyen el trabajo de Elizabeth Kübler-Ross y las cinco etapas del duelo. Sin embargo, la mayoría de estas clases se conducen en el aula y no proporcionan exposición personal que permitiría al estudiante «...abordar sus propios sentimientos sobre la muerte» (Goldthrite, 2016). Esto es lamentable ya que los médicos, enfermeras y terapeutas respiratorios tendrán que enfrentarse con la muerte de sus pacientes.

Un estudiante de enfermería que fue entrevistado mencionó el hecho de que nosotros «... nunca hablamos de lo que se pasa durante el proceso de duelo desde el punto de vista de los trabajadores en el campo de la medicina...» (Heilweil, 2016).

Nunca olvidaré lo que sentí al tratar de resucitar a mi primer paciente y su subsecuente muerte. Realicé mis deberes como se esperaba y al final, rápidamente me retiré a una habitación vacía con lágrimas en los ojos. También he consolado a otros terapeutas y enfermeras que estaban angustiados después de haber lidiado con la muerte de sus pacientes. Intelectualmente podemos estar preparados para manejar tales situaciones; pero nada le preparará efectivamente para el impacto mental, emocional y espiritual que ocurre cuando uno se enfrenta la muerte.

A lo largo de mi carrera como terapeuta respiratorio, no recuerdo ninguna discusión después de pasar por los escenarios antes mencionados. ¿Cómo podemos abordar adecuadamente las necesidades del paciente moribundo y de la familia del paciente cuando tenemos dificultades?

Los terapeutas respiratorios generalmente están involucrados con la gran mayoría de los pacientes moribundos en diversas maneras. Ellos forman parte integrante del equipo multidisciplinario. Los terapeutas respiratorios proporcionan una serie de funciones tecnológicas y examinaciones importantes. Entre esos servicios se encuentran los siguientes: evaluaciones clínicas, miembros del equipo de respuesta rápida, RCP, soporte vital, intubaciones, extubaciones, manejo y mantenimiento de los respiradores, extracción de sangre arterial y gasometría de sangre arterial, pruebas cardiopulmonares, determinaciones de muerte cerebral, diversas terapias y mucho más. Como resultado, están en estrecho contacto con el paciente moribundo, así como con la familia del paciente. Sin embargo, los terapeutas respiratorios a menudo se quedan fuera cuando se trata de discutir los problemas relacionados con la decisión de detener el soporte vital.

Al igual que los médicos y las enfermeras, se les enseña a analizar una situación y luego proceder a mejorarla o arreglarla. Lo que no se enseña es lo que se debe hacer cuando un paciente llega a ese punto cuando no se puede hacer más nada (Chandler, 2019). En la mayoría de las instituciones, es la responsabilidad del terapeuta respiratorio retirar la ventilación de soporte vital y estas extubaciones terminales tienen su peaje al nivel mental, emocional y espiritual.

Cuando me pidieron por primera vez que terminara el soporte vital de uno de mis pacientes, me negué. Tuve dificultades para llegar a un acuerdo con la terminación del soporte vital; porque mi trabajo era ayudar, prolongar y sostener la vida del paciente. Con el tiempo, esto puede conducir al «... agotamiento, el estrés y en aumento de la facturación de los empleados» (Mahan, 2019). Estas condiciones pueden conducir fácilmente a lo que se llama «agotamiento compasivo». Es una condición resultante de la empatía y los factores estresantes que se sienten por el sufrimiento de aquellos en su cuidado, especialmente con los pacientes que están finalizando su vida.

Es por eso que los profesionales «...regularmente expuestos a las experiencias traumáticas de las personas a las que prestan sus servicios, como la atención médica, los paramédicos y de servicios a la comunidad, son particularmente susceptibles a desarrollar...» (Joss, 2016) el agotamiento compasivo. Tuve la suerte de que estaba mejor equipado para enfrentarme con la muerte debido a mis diversos estudios, que incluían modalidades de terapias complementarias que trataban con los aspectos espirituales de este tema. Como resultado, a menudo se me pidió que hablara con los miembros de la familia con respecto a las diversas opciones que rodeaban a su ser querido próximo a fallecer.

Otros, sin embargo, no se involucraban y eludían estas interacciones porque se sentían inadecuados, sin culpa propia, para hablar de estas cuestiones tan delicadas. Y, sin embargo, todos continuaban siendo vulnerables a la exposición, no sólo al sufrimiento de sus pacientes, sino a enfrentarse los momentos finales de aquellos bajo su cuidado.

Independientemente de esa exposición continua, un estudio mostró que el 93,8 % «... han participado en una extubación terminal...» y que pocos, en realidad, «... hablan directamente con el paciente y(o) la familia acerca de la atención necesaria al final de la vida (10,8 %) o no se sienten cómodos para hablar sobre el tema del final de su vida, ni con el paciente ni con la familia (29,2 %)» (Strickland, 2016). Los médicos y las enfermeras están conscientes del importante papel que desempeñan los terapeutas respiratorios, cuando se trata de interactuar con los pacientes moribundos. Desafortunadamente, la mayoría de los terapeutas (y he sido testigo de esto) se sienten aislados y poco apreciados con respecto al trabajo tan importante que desempeñan a diario (Brown-Saltzman, 2010).

Esta falta de capacitación y exposición a los procesos asociados con la muerte pueden tener un efecto negativo; sobre todo en la comunicación que debe de existir entre el personal médico, el paciente y la familia. Esta situación frecuentemente conduce a malentendidos, ira, resentimiento, confusión, malas decisiones (por parte del paciente y la familia) y en algunos casos a litigios. La siguiente anécdota ilustra este problema:

Atendí a un paciente de 97 años que claramente había entrado en la etapa activa del proceso de morir. El paciente no respondía, la presión arterial era baja, al igual que el ritmo cardíaco. Los miembros de la familia habían decidido firmar la orden de no resucitar y todos habían llegado a un acuerdo con la muerte del ser querido. Tal fue la aceptación que todos se habían despido. Las enfermeras habían llamado al servicio de hospicio para una evaluación del caso. Durante el transcurso del día, un médico entró y habló con la familia acerca de los servicios de hospicio; el doctor les dijo que él no pensaba que era su momento de morir. A continuación, otro médico llego y ordenó que el paciente fuera colocado en una máquina de Bipap, una forma de ventilación no invasiva. Este médico declaró que sólo porque tenía una edad avanzada no significaba que se estuviera muriendo. La intervención con el Bipap revirtió la acumulación de dióxido de carbono y elevó la oxigenación. El dióxido de carbono tiene un efecto narcótico en altas concentraciones, algo que sucede naturalmente cuando una persona se está muriendo.

Varios días más tarde, el paciente fue quitado del Bipap y colocado en una máscara de oxígeno. Su piel había sufrido alguna descomposición (necrosis de los tejidos) como resultado de la presión ejercida por la máscara.

Al final, el nivel de respuesta del paciente se mantuvo a un grado bastante bajo. El abría brevemente sus ojos y los cerraba de nuevo, pues había pocos o ningún movimiento intencional. Su respiración continúo siendo laborada como antes de las intervenciones heroicas. ¡Afortunadamente, el siguió estando bajo la orden de no resucitar y todo lo que se logró fue prolongar su muerte; la cual que había comenzado alrededor de una semana antes!

Días después, al no ver mejoras algunas, la familia pidió hospicio una vez más. Hospicio entró y evaluó al paciente: estaba señalado para ser dado de alta al día siguiente, pero falleció la noche anterior. Yo sabía que se estaba preparando para seguir adelante; porque le vi abrir los ojos y mirar a su devota familia (algo que no había hecho durante mucho tiempo). Él sabía que su familia finalmente había aceptado lo inevitable (él no estaba inconsciente) y que estaban en paz.

Creo que la gran mayoría de los médicos son seres humanos honestos y sinceramente interesados en la salud del paciente. No creo, ni por un momento, que estos doctores piensen algo más que en el mejor interés de sus pacientes. Conozco bien a estos practicantes y sé que todos cuidan muy bien de ellos. Sin embargo, creo que sus juicios se vieron nublados, debido a sus propios puntos de vista personales.

Por un lado, uno de ellos no *sentía* que el paciente se estaba muriendo y, por otro lado, el otro médico se había *olvidado* de que la vejez conduce al final de la vida. Si vives hasta los noventa años o más allá estás viviendo, como dicen, un tiempo prestado. La vejez implica el deterioro de los diferentes sistemas del cuerpo y la incapacidad del cuerpo para repararse a sí mismo. Por lo tanto, usted puede estar en relativamente buena salud, pero una enfermedad podría cambiarlo todo al convertirse en un estado terminal. Lo que ocurre es que el cuerpo es incapaz de hacerle frente a la embestida de una enfermedad grave. Cuando esto ocurre se produce un rápido declive de la salud; que a menudo desencadena en un estado de debilitamiento, que eventualmente conduce al proceso de muerte.

Otro tema para recordar es que el éxito de un médico en su práctica generalmente implica referencias de otros médicos. Estas referencias tienen un impacto muy real desde el punto de vista financiero. Es natural que se preocupen porque tienen que hacerles frente a los gastos de su práctica y a los precios exorbitantes de los seguros. Estas condiciones pueden impulsar a algunos médicos a realizar procedimientos y consultas que normalmente considerarían como innecesarias. He conocido muchos doctores que han rechazado procedimientos que no creían que beneficiarían al paciente. Pero también he conocidos a otros que claramente han actuado exclusivamente por su propio interés y no la del paciente.

¿Son estas prácticas comunes? ¡No, no lo son! La gran mayoría de los médicos son individuos rectos y honestos, que harán todo lo posible por el mejor interés del paciente. *Usted debe de pensar en lo que más le conviene o lo que más le conviene a la persona que usted ama.* Recuerde que las decisiones son exclusivamente suyas.

Es imperativo que usted comprenda, con claridad, lo que está pasando y el por qué. Trate de aprender por qué se requieren ciertos procedimientos o tratamientos y entienda por qué se prescriben ciertos medicamentos. Investigue el tema de forma independiente o pídale a alguien de su confianza que lo haga por usted. Usted necesita un pronóstico realista basado en su diagnóstico. Debe ser firme cuando solicite evaluaciones claras, imparciales y concisas de todos los médicos involucrados en el caso. Si se molestan por sus indagaciones, entonces es hora de que usted discuta los problemas con ellos u obtenga otros médicos que estén dispuestos a honrar sus deseos. Es perfectamente aceptable el obtener una segunda o tercera opinión. Asegúrese de hablar con las enfermeras, los terapeutas respiratorios, los administradores de casos y los trabajadores sociales. A medida que vaya obteniendo la información necesaria, le será más fácil tomar una decisión al respecto. Esto requiere que usted considere, cuidadosamente, el posible resultado en términos de la calidad de vida en lugar de simplemente estar vivo.

Calidad De Vida

Vivir una vida significativa y el *estar vivo* son dos cosas muy diferentes. Una persona se considera que esta *viva* aun cuando ha sufrido una muerte cerebral o se encuentra en un estado vegetativo persistente. Por ejemplo, usted pudiera estar postrado en la cama, incapaz de hablar o realizar las tareas más simples y totalmente dependiente de otras personas. Piense cuidadosamente en los aspectos de su vida que mas valora. Analice cuidadosamente estos aspectos y lo que significa para usted o para un ser querido. Entonces busque la respuesta a la siguiente pregunta: ¿cuales condiciones son inprescindible para mantener una calidad de vida aceptable?

Como miembro de la familia que está lidiando con la muerte de un ser querido, le recomiendo que ejerza empatía. Póngase en su lugar y el sufrimiento que están pasando sin ningún cambio significativo en el resultado final. Recuerde, que la pregunta que si la vida, de acuerdo con la realidad y las condiciones presente, vale la pena continuarla o no es una interrogación que no se hace en la medicina (Kaufman S. R., 2005).

Basándome en las experiencias personales vividas a lo largo de mi carrera, la cuestión de la calidad de vida rara vez surge en discusiones al final de la vida. Es su responsabilidad el de expresar sus deseos a su familia, acerca de lo que quiere o no quiere que le hagan a usted o a un ser querido. También debe abordar estos temas con todos sus médicos. Deje que las enfermeras y terapeutas sepan sus deseos. Esto asegurará que sus intereses se expresen y se transmitan con urgencia. Una vez que haya tomado su decisión, debe asegurarse de que sus médicos cumplan con sus deseos.

Cómo Prolongamos El Proceso De Morir

En una ocasión, atendí a un paciente que estaba en soporte vital, incluyendo ventilación mecánica y toda la gama que va junto con esto. El paciente tenía una larga historia de alcoholismo y tenía muchos factores de comorbilidad. No pudimos retirar a este paciente del respirador. La hermana del paciente, una profesional en el campo de la medicina, quería terminar el respirador y uno de los médicos del caso se negó. La cuestión en este caso no era la denegación, sino el razonamiento presentado. El médico se negó basándose en la creencia de que la hermana no había demostrado que tenía el mejor interés con respecto a su recuperación; una mera suposición, ya que no existía ninguna evidencia. Esta actitud y comportamiento es condescendiente en el mejor de los casos.

En este caso, el médico permitió que los sentimientos personales prevalecieran en el proceso de tomar decisiones. Lo peor es que el médico estaba acusando a la hermana del enfermo, directa o indirectamente, de querer poner fin a la carga de cuidar a su hermano alcohólico, sin saber nada personal acerca de ese enfermo y su hermana. El médico permitió que sus sentimientos nublaran su juicio. Su comportamiento es un testimonio del hecho de que los médicos son humanos. Naturalmente, las opiniones del médico no fueron expresadas a la hermana del paciente, pero la declaración fue hecha a dos miembros del personal médico que resultaron estar presentes, incluyéndome a mí.

Como usted sabe, el temor a la retribución es un poderoso incentivo para mantener el silencio. Sin embargo, los profesionales médicos tratan, de muchas maneras sutiles, de ayudar al paciente y a la familia. Estos profesionales presentan las opciones relacionadas con el final de vida como rehusar la RCP, rehusar la intubación endotraqueal, medidas de comodidad y hospicio. También abordamos el tema indirectamente en un esfuerzo por abrir un diálogo y hablar con la familia y(o) el paciente. A medida que seguimos observando, buscamos pistas que nos digan que es hora de abordar, con delicadeza, los problemas que pueda confrontar un enfermo y sus familiares.

Hace unos años, fui testigo de un ejemplo extremo en que los derechos legales de un paciente fueron violados. Un paciente quería rechazar todos los tratamientos y el médico lo declaró incompetente empleando la Ley Baker. Al emplear esta ley se establece que el paciente esta mentalmente inestable e incapaz de tomar decisiones racionales y que es un peligro para sí mismo. Bajo esta ley, el sistema puede legalmente mantener a un paciente por lo menos setenta y dos horas y sólo puede ser cancelado por un psiquiatra. Este paciente estaba alerta y cognitivamente consciente de lo que estaba haciendo en ese momento. No había expresado ninguna idea suicida. Ninguno de nosotros podíamos discernir objetivamente, por qué esta decisión fue tomada por el médico. Al tomar esta acción, el médico despojó al paciente de sus derechos legales: el paciente quedo a la merced del médico y las decisiones que él quisiera tomar en su nombre.

Algunos médicos le dirán que esto va en contra de su juramento profesional (el juramento hipocrático). Sin embargo, parece que este juramento se redistribuye solamente por mantener una tradición que se remonta a los principios del 5. ° siglo a.C. En el 1964, se dice que Louis Lasagna proporcionó una versión moderna del Juramento Hipocrático. Hay tres declaraciones en este juramento que vale la pena mencionar (Lasagna, 2016):

1) «Aplicaré, en beneficio de los enfermos, todas las medidas que se requieran, evitando...» las «trampas del sobretratamiento...».

2) «Recordaré que hay arte en la medicina, así como la ciencia y que la calidez, la simpatía y la comprensión pueden superar el cuchillo del cirujano o la droga del químico».

3) «No me avergonzaré de decir "No sé..."».

Vamos a analizar estas tres declaraciones y como se aplican en el presente:

1) Aplicando todas las medidas necesarias para el beneficio de los enfermos: a menudo se implementan tratamientos y procedimientos que, en realidad, no benefician al paciente. La trampa del sobretratamiento ocurre con bastante frecuencia, especialmente con los enfermos terminales, ya que a menudo son sometidos a tratamientos que no cambiarán el resultado de una enfermedad. También se observa en la población general de pacientes debido al temor de ser demandado. De hecho, «... se producen sobretratamiento y subtratamiento, con efectos adversos para los pacientes» (Mamede & Schmidt, 2014). Mis observaciones me indican que el error ocurre más en el lado del sobretratamiento.

2) Si el calor, la simpatía y la comprensión deben de prevalecer y, de hecho, anular un procedimiento quirúrgico o el uso de otro medicamento, entonces ¿por qué se realizan cirugías innecesarias o se administran medicamentos innecesarios? El uso irresponsable, por ejemplo, de antibióticos ha creado organismos resistentes a los medicamentos disponibles. Muchos pacientes se someten a cirugías innecesarias; sobre todo aquellas relacionadas con la cirugía plástica. Es su derecho legal aceptar o renunciar todos los tratamientos y también es su derecho legal el cambiar de opinión. He cuidado de pacientes con soporte vital, que estaban despiertos y

plenamente conscientes de su condición, suplicando ser liberados de ese infierno tecnológico. Estos pacientes estaban alertas y su ingenio intacto y tan solo escribían «por favor, déjenme ir».

3) ¡Es extremadamente raro oír a un médico decir «No se!». Nadie en este mundo lo sabe todo. El poder decir no se es para mí una señal de sabiduría, humildad y sinceridad. El verdadero científico jamás reclama que lo sabe todo; tanto en palabras como en su silencio. Esta habilidad tan sencilla no tiene nada que ver con su profesionalismo, entrenamiento o experiencia. Estas dos simples palabras son representantes de aquellos practicantes que todavía están conscientes de su humanidad.

En muchos casos, sin embargo, los deseos de los pacientes fueron ignorados por la familia, por los médicos o por ambos. Por supuesto, en estos instantes la claridad mental de los pacientes y la habilidad de comprender su situación se puso en duda: *el paciente esta febril o séptico* o *el paciente está sufriendo y claramente estresado*. He visto a muchos pacientes luchar durante meses hasta que llegaron a un acuerdo con su condición. Una vez que se aceptó la inevitabilidad de la muerte, un manto de serenidad parecía haber descendido sobre los ellos. En la atmosfera se podía notar que finalmente estaban en paz. Muchos de ellos comenzaron a disfrutar de nuevo la vida con una mayor conciencia de todas las cosas. Mis discusiones con estos pacientes fueron edificantes; porque podía ver y sentir esa sensación de paz que ellos habían alcanzado.

Debido a la situación en la que muchos pacientes a menudo se encuentran, sus estados mentales y emocionales son frecuentemente cuestionados. Se plantean preguntas a los pacientes que son vagas o ambiguas; lo mismo se aplica a algunas de las explicaciones proporcionadas. Individuos que están avanzados en edad pueden tener algún grado de demencia y olvidar ciertas cosas como quién es el presidente de los Estados Unidos o en qué mes estamos. La verdad es que muchos individuos de avanzada edad llegan a un punto en el cual empiezan a desenlazarse de los asuntos de este mundo (un proceso mental, emocional y espiritual). Cuando esto ocurre el presidente y el mes se vuelven irrelevante.

Es verdad que en muchos casos la memoria empieza a fallar. Por tal motivo, se deben crear preguntas adicionales para aquellos con edad avanzada, cuyos temas sean más relevantes para estos grupos.

Otro dilema surge con el proceso de interrogación y tiene que ver con el origen cultural o étnico del individuo. En tales casos, las preguntas deben ser planteadas por una persona de esa cultura o grupo étnico si es posible o al menos uno que esté familiarizado con los matices de dicha cultura o por lo menos el lenguaje. El uso de una terminal de traducción móvil, en el que un extraño hace las preguntas, es intimidante para algunas personas y a menudo no tienen en cuenta los matices del idioma. Sus traducciones a través de estos dispositivos son extremadamente concisas y esa no es la forma en que las personas se comunican normalmente. He servido como traductor para muchos médicos, pero siempre he considerado las distinciones de habla que permiten mayor claridad durante este proceso.

Los ejemplos de cómo los deseos de un paciente pueden ser ignorados son muchos, incluso cuando los pacientes han declarado claramente sus deseos. Estas declaraciones pueden ser verbales y(o) a través de documentos firmados donde piden no ser resucitados. En ciertos casos han tenido en efecto una directiva avanzada de salud elucidando sus deseos. Muchas veces, son los miembros de la familia los que exigen que se hagan todas las cosas independientemente de los deseos del paciente. He sido testigo de muchos médicos que proporcionan pronósticos honestos, sólo para que el paciente o la familia hagan la demanda de que todo se haga. Cuando eso ocurre, nuestras manos están atadas y realizamos nuestros deberes basados en sus deseos.

Si usted tiene una ONR (orden de no resucitar) asegúrese de que se muestre en un lugar prominente en su casa, como en la puerta del refrigerador (especialmente si usted vive solo) y asegúrese de que usted y sus seres queridos lleven una copia legal. A menos que estos documentos sean producidos, todo el personal médico se verá obligado, por ley, a realizar la RCP, intubarlo y posiblemente colocarlo en soporte vital.

Los pacientes a menudo acuden al departamento de emergencias y son colocados en soporte vital, incluyendo la ventilación mecánica, durante días o semanas, sólo para descubrir más tarde que tenían una ONR o documentos de directiva avanzada de la salud. Las únicas alternativas en ese momento son el esperar por una posible mejoría, la muerte del paciente o la decisión de eliminar la ventilación mecánica.

Cuando llega el momento de decidir eliminar las medidas de soporte vital, las respuestas son amplias. Los consejos y las opiniones varían, pero son bastante comunes: *Esperemos unos días para ver si los tratamientos están funcionando. Acabamos de comenzar el proceso de retirar el respirador. Vamos a darle un poco más de tiempo.* Y, por supuesto, *El paciente sigue vivo y el cerebro sigue funcionando.* Estas declaraciones están bien si existe la posibilidad de una vida significativa. En tales casos, se trata de esperar, un largo y doloroso período de tiempo, lleno de dudas y angustias.

Estas declaraciones y otras similares son a menudo las fuentes de falsa esperanzas. Estar vivo es un estado biológico del ser que no aborda las otras dimensiones del individuo. «El cerebro sigue funcionando» es una declaración engañadora porque no ofrece ninguna referencia a la capacidad mental, emocional y espiritual del paciente y su potencial para llevar una vida significativa. Lamentablemente, los problemas asociados con la esencia espiritual del individuo nunca se abordan ni se introducen en las conversaciones.

Una cosa que se debe tener en cuenta es que los analgésicos a menudo se retienen durante horas o días o ni siquiera se le administran al paciente. Usted necesita saber que el paciente puede estar sedado y todavía sentir dolor; ya que depende del nivel de sedación que se le administre.

Una enfermera de cuidados intensivos proporcionó el siguiente relato con respecto a una paciente que tenía cáncer avanzado. La señora fue sometida a una cirugía para extirparle un tumor; poco después de esta desarrolló una infección y se colocó en soporte vital. El marido de la paciente dejó claro que ambos conocían el pronóstico y que ella no quería medidas heroicas. Cuando se le preguntó acerca de sus deseos, simplemente quería que su esposa fuese liberara del respirador y todo el soporte vital. Sin embargo, «... el doctor dijo que no. Dijo que la paciente necesitaba completar el curso de los antibióticos para ver si la infección podía curarse; después de lo cual podía abordar la cuestión de si continuar o no con la atención médica intensiva. Me imagino que el doctor vio alguna distinción entre dejar que la paciente muriera de su diagnóstico primario y terminal o que falleciera por una complicación. Por lo tanto, los esfuerzos del esposo para defender a su esposa fueron ignorados: permaneciendo ella en la unidad de cuidados intensivos y en un estado comatoso durante unas dos semanas más; todo lo contrario a su deseo declarado, antes de que todos aceptaran dejarla ir» (McConnell, 2012).

La siguiente anécdota demuestra el hecho de que muchas veces es la familia la que impide que se cumplan los deseos al final de la vida:

Paciente: Nombre ficticio, Juana Suárez
Edad: 89 años

Condición: Obstrucción pulmonar crónica (COPD) terminal con otros factores significativos de comorbilidad como arritmias cardíacas y cáncer.

Esta paciente era bien conocida por el personal médico debido a sus muchas admisiones a lo largo de los años. En los últimos años, las admisiones de la Sra. Suárez se hicieron más frecuentes debido a que sus problemas respiratorios eran más pronunciados y difíciles de revertir. Cuando la vi durante su última admisión, supe que había emprendido su última travesía. Su hija, por desgracia, no pudo aceptar la realidad de su situación; el hecho de que se estaba muriendo. Una hija cariñosa, pero cuya negación de los hechos ingenuamente prolongó su muerte.

La Sra. Suarez terminó con soporte vital y finalmente se sometió a una traqueotomía. Pero aun con un respirador, su patrón respiratorio siguió siendo el mismo; un patrón respiratorio llamado «Cheyne Stokes» que generalmente precede a la muerte. Consiste en períodos de respiraciones rápidas y normales seguidos por espacios de apnea o el cese de las respiraciones. Este patrón respiratorio también es acompañado por la acumulación de secreciones en la tráquea y la parte posterior de la garganta. Esto significa la perdida de la habilidad en tragar y toser. Estas secreciones crean un sonido congestionado o gorgoteo que se conoce como el «ruido de la muerte». Este proceso es normal durante el proceso de morir y no indica dolor o sufrimiento.

Independientemente de todas las señales de que la muerte se acercaba, algunos de nosotros tratamos con delicadeza de conducir a la hija a que pensara y reconociera la realidad de la situación de su madre; pero todo fue en vano. Eventualmente, su fuerza vital fracasó y tuvimos que realizar la RCP, ¡en esta frágil mujer de ochenta y nueve años! Todo porque un miembro de la familia se negó a aceptar la verdad indiscutible, de que su madre se estaba muriendo.

Todos entendemos la angustia, el dolor y las dudas que a menudo ocurren durante esos momentos. Razonamos que es difícil dejar ir a alguien al que amas. Pero, fue desgarrador ver a esta mujer frágil que se estaba muriendo y cuya muerte se estaba prolongando por medios artificiales. Hay que tener en cuenta que ninguna cantidad de medidas heroicas podrían remediar el resultado final: su muerte. El único consuelo hubiese sido que ella muriera en paz; en lugar de ser lanzada a la ambigüedad de una vida tecnológicamente sostenida.

En otros casos, el proceso de morir se prolonga aún más porque los miembros de la familia no están de acuerdo con respecto al curso de acción en nombre de su ser querido.

Paciente: Nombre ficticio, Sra. Smith
Edad: 75 años

Condición: Insuficiencia respiratoria. Factores de comorbilidad incluyen edema generalizado (exceso de líquido que se acumula en cavidades corporales o tejidos), ascitis (acumulación de líquidos en la cavidad peritoneal o abdomen), edema intestinal difuso, sepsis, neumonía, insuficiencia cardíaca diastólica crónica, fibrilación y aleteo auriculares, anemia grave, diabetes, EPOC, hiperlipidemia o niveles altos de colesterol, hipertensión, enfermedad hepática crónica y una exfumadora.

La paciente fue colocada en medidas de soporte vital completo: incluyendo tubos de alimentación, ventilación mecánica, antibióticos, medicamentos para la presión arterial, líneas arteriales, líneas centrales, catéter Foley (introducido en la vejiga), analgésicos, insulina, sedantes y más. Habíamos intentado liberar a esta paciente de la ventilación mecánica durante casi dos semanas, pero ella había fallado en todos los intentos: su ritmo cardíaco se alteraba: las respiraciones también subirían hasta los treinta y cuarenta respiraciones por minuto; la presión arterial se desplomaba al igual que sus saturaciones de oxígeno; el esfuerzo respiratorio seguia aumentando drásticamente y la fuerza inspiratoria bajaba. En fin, todos los parámetros que se median, indicaban la inhabilidad para ser librada del respirador mecánico. Como resultado, la paciente necesitaba ir a un centro de cuidados agudos a largo plazo para su rehabilitación física. Mientras tanto continuaria con la ventilación mecánica con vistas a una posible emancipación del respirador de volumen. Otro obstaculo que se presento fue el tiempo que había pasado intubada y la paciente necesitaba una traqueotomía.

La compañía de seguros quería que le hiciéramos la traqueotomía en el hospital y se decidió esperar dos semanas, más para ver si podía ser retirada del respirador. Si no, entonces estaban considerando pagar por un centro de cuidados agudos a largo plazo. Otra opción fue la de realizar una traqueotomía en la paciente y enviarla a un centro de enfermería subaguda. Esta segunda opción representa el mínimo en términos de la terapia física y limitadas posibilidades para ser desligada del respirador. El seguro estaba presionando por esta segunda opción; ya que costaría la mitad de lo que cuesta el centro de cuidados agudos a largo plazo.

Pregunta: ¿Dónde estaba la preocupación por este ser humano? Esta paciente había entrado en su etapa final, por mucho tiempo que haya tomado. Mis interacciones con la familia me llevaron a concluir que ellos no entendían la realidad de la situación.

La Sra. Smith fracasó en múltiples intentos de ser liberada del respirador. Después de dos semanas, la paciente finalmente tuvo que someterse a una traqueotomía. Los intentos continuaron después de la traqueotomía; ya que someterse a un procedimiento de este tipo a menudo facilita el proceso de retirar el respirador. Sin embargo, todos los intentos fallaron.

Eventualmente fue transferida a una unidad de cuidado a largo plazo. Ella había sido clasificada como dependiente del ventilador; que se refiere a un paciente que no puede ser liberado del soporte vital. Una descendencia de la familia estaba a favor del hospicio y la eliminación del soporte vital. Pero otra parte de su familia se mantuvo firme e inflexible en continuar con todo. El resultado final fue que esta paciente estaba ahora confinada a uno de los muchos «almacenes» de pacientes que, en muchos casos, sirven para prolongar el proceso natural de la muerte.

Los centros de cuidados agudo a largo plazo también proporcionan los medios para que los pacientes se recuperen de enfermedades catastróficas, pero esto no es siempre así. Les recomiendo que por favor visiten estas instalaciones: observen con mucho cuidado todas las cosas a su alrededor; hagan las preguntas necesarias (lleve una lista anteriormente preparada); y echen un vistazo las calificaciones del establecimiento. Mantenga su mente clara y no se deje persuadir por el tono de «ventas». Simplemente, limítese a mirar los hechos. Los médicos a menudo querrán que el paciente entre en un centro donde ellos tienen privilegios para practicar. La pregunta que debe hacerse es simple: ¿La continuidad de atención médica es deseable, pero es la institución deseable?

Otra fuente de angustia, por ejemplo, tiene que ver con las relaciones familiares o interpersonales; entre los miembros de la familia y el paciente. Estas cuestiones se extenderán más allá de la red familiar. Es mas que afectarán la naturaleza y el curso de las decisiones al final de la vida, como se evidencia en la siguiente anécdota:

Cuidé de una anciana (en sus ochenta años) que terminó con ventilación mecánica y otras medidas de soporte vital. Esta señora, a quien llamaremos Emily, tenía una orden de ONR (no resucitar), que los familiares procedieron a cancelar. Emily había expresado claramente que no quería seguir viviendo con su condición (no podía comer ni beber debido a la mala función de deglución y el peligro de aspiración). Ella estaba postrada en la cama y a la merced de todos los demás a su alrededor. Cada vez que nos veía nos suplicaba que le dieran agua fría, la que teníamos que negársela.

Mientras estaba en ventilación mecánica estaba totalmente alerta y coherente. Ella nos expresaría sus deseos de que se le permitiera morir. Al final, logramos desconectarla del respirador mecánico y ella regresó a su existencia en la cama, desprovista de calidad y sentido. Me ocupé de ella después de su estancia en la unidad de cuidados intensivos. Su término favorito para mí era *Cariño*.

Hubo momentos en que le sostenía la mano y trataba de consolarla, mientras me imploraba que le diera un poco de «agua helada». Le explicaba que el agua podría entrar en sus pulmones incrementando su estado crítico y que era posible morir como resultado. Su respuesta fue continuamente la misma: *No me importa. Sé lo que pudiera pasar. Sólo quiero un poco de agua helada.* Fue desgarrador mirarle a los ojos y ver su súplica por alcanzar la paz que tanto anhelaba.

Emily estaba completamente consciente y podía responder a las preguntas correctamente. Estaba lúcida pero atrapada en su propio cuerpo. Cada vez que miraba a sus ojos azules y brillantes podía ver su fuerza de carácter y su inteligencia; teniendo ante mí a una mujer muy fuerte e independiente. Este caso en particular fue médicamente exitoso; en el que pudimos sacarla de lo que posiblemente hubiese resultado ser una estancia prolongada en soporte vital. Esto, sin embargo, no ha disuadido la marcha hacia su partida de esta tierra.

Espero y ruego que la señora Emily, esa interesante dama con los ojos azules brillantes, haya podido terminar su vida en paz y tranquilidad. Espero que no se encuentre atrapada en la red de nuestro inframundo tecnológico, como tantos otros, para morir finalmente rodeada de máquinas frías y procedimientos sin sentido. ¡Rezo para que la señora Emily finalmente siga adelante, pacíficamente, a una recompensa espiritual tan esperada!

Difuminación De La Línea Que Divide La Vida y La Muerte

Estas ocurrencias son bastante reales y ocurren con mayor frecuencia de lo que imaginas. En algún momento, la siguiente pregunta vendrá a la mente: *¿Qué pasa si el médico está equivocado acerca de su pronóstico?*. La realidad es que cualquier diagnóstico o pronóstico conlleva un margen de error, una ocurrencia que no es culpa del médico. La variabilidad se debe a ciertos factores: la resistencia física, el tipo de enfermedad y el estado previo de salud (que incluye la fortaleza mental, emocional y espiritual del paciente).

Por ejemplo, recuerdo haber hecho una extubación terminal en un paciente que había estado en soporte vital durante bastante tiempo. La familia estaba totalmente preparada para el fallecimiento de su ser querido. La expectativa era que el paciente iba a fallecer una vez que fuese retirado respirador. Para sorpresa de todos, este paciente no murió tan rápido como se esperaba. Finalmente fue trasladado a la planta médica y posteriormente a la atención de hospicio. El paciente murió unos tres meses después de haber sido trasladado.

Ahora, haber mantenido a este paciente en soporte vital; sólo hubiera prolongado el resultado inevitable de su muerte. Al eliminar el soporte vital y cambiar el estado de este paciente, a medidas de confort solamente *(MDC)*, el proceso de su fallecimiento estaba desprovisto de sufrimiento; ya que los únicos medicamentos administrados proporcionaban alivio al dolor y la incomodidad. Estas medidas compasivas abordaron las preocupaciones asociadas con los aspectos físico, mental, emocional y espirituales del paciente y de la familia. Para afrontar con éxito los problemas del final de la vida, el paciente (siempre que sea posible) y la familia deben comprender esta situación con claridad. Esto se puede lograr independientemente de su origen cultural o étnico.

La siguiente anécdota refuerza de nuevo la necesidad de que todos estemos bien informados sobre nuestra salud o la de un ser querido. También denota la necesidad de una comunicación clara entre el paciente, la familia y el personal clínico:

La mayoría de nosotros confiamos en nuestras creencias personales, ética y moral al decidir lo que nuestro ser querido desearía. Confíe también en su conocimiento innato. A petición mía mi madre había firmado un testamento vital y tenía directivas anticipadas de salud que decían que no quería hidratación artificial ni nutrición. Debido al repentino inicio de una enfermedad, fue hospitalizada por algún tiempo, hace unos años atrás. Estaba muy confundida, incapaz de dar a conocer sus deseos de manera coherente y estaba rechazando su dieta líquida y sus medicamentos. Tenía la capacidad de tragar, pero su demencia inducida por los medicamentos evitó cualquier ingestión oral. Después de más de una semana de hidratación intravenosa, de solución salina (agua salada que no proporciona beneficios en términos de calorías o de nutrientes), insistí en que se colocara una sonda de alimentación. Antes de la hospitalización había estado conduciendo su auto, haciendo su propia limpieza, cocinando, controlando su propia cuenta bancaria, se iba de compras con sus amistades y estaba disfrutando de una vida muy activa para un octogenario. Yo sabía que seguiría declinando si no se hacía nada y que finalmente se enfrentaría con el «final de la vida» mucho antes de lo que debería. El personal y el médico argumentaron que debían seguir sus directivas anticipadas de salud; a pesar de que yo era su sustituto de la atención médica. Después de unos días de discusiones con el personal, se colocó el tubo y la alimentación comenzó lentamente. Finalmente, fue a rehabilitación y comenzó a comer de nuevo. La sonda de alimentación se descontinuaría al ser dada de alta, al cuidado de mi hermana durante unas semanas. Me complace informar que a partir de este escrito ella tiene casi 87 años y todavía vive de forma independiente. Si no hubiera persistido, estoy bastante segura de que nos habría dejado a la edad de 82 años (Duda, 2017).

En esta anécdota, la condición de la paciente no se había vuelto irreversible y las medidas de soporte vital se aplicaron correctamente.

Esta siguiente anécdota ilustra cómo una intervención de soporte vital correctamente aplicada puede servir para traer paz y un cierre emocional. El propósito no era prolongar el proceso de morir de esta paciente, sino darle el tiempo que deseaba para estar con sus hermanas por última vez:

Otro ejemplo de predisposición profesional me enseñó una lección muy valiosa. Como profesional de Apoyo Nutricional, yo era una de las que creía que las medidas heroicas, incluyendo la nutrición artificial y la hidratación, no estaban justificadas con un diagnóstico terminal. Recibí una llamada para evaluar a una mujer con el propósito de iniciar la nutrición parenteral en su hogar.

Tenía cáncer del páncreas terminal y no podía tolerar los alimentos líquidos que se suponía que debían infundirse a través de su tubo de alimentación. Encontré que esta paciente estaba extremadamente delgada, con signos evidentes de desnutrición. Sus tratamientos oncológicos habían sido infructuosos; toda la terapia (excepto la alimentación por sonda) había sido descontinuada y estaba contemplando aceptar la atención del hospicio. Le pregunté por qué había aceptado la nutrición intravenosa; ¿cuáles eran sus objetivos para la terapia? Me dijo que sólo quería pasar un poco más de tiempo con sus hermanas. Ellas siempre se juntaban y se pasaban una semana de compras, hablando, comiendo y generalmente juntas de vacaciones; y quería estar con ellas de nuevo en unas semanas.

Seguimos hablando mientras completaba mi evaluación. Internamente luché con la ética profesional versus la moral personal. Poco a poco me di cuenta de que la única ética que importaba era la ética del paciente. Desarrollamos un plan, le dimos de comer a través del puerto de medicamentos en su pecho y monitoreamos su tolerancia a la terapia nutricional. Después de unas 2 semanas, se sintió lo suficientemente fuerte como para disfrutar de la compañía de sus hermanas; y me dijo que lo que se hizo había sido un milagro. Sabía que después de que su familia se fuera y su último deseo se hubiera cumplido, probablemente no duraría mucho. Se fue en menos de seis semanas después de nuestra reunión inicial. Pienso en ella a menudo y estoy orgullosa de que me haya cambiado mi idea de lo que era moral y ético. Creo que el alma sabe lo que hay que hacer a pesar de que lo que «sabemos» puede estar en oposición a lo que se nos ha enseñado (Duda, 2017).

La tecnología moderna a nublado la línea entre la vida y la muerte. Todo el proceso se conduce con puntos de vista, opiniones e información confusas y, a menudo, opuestas sobre la muerte y sus procesos. Al final, armado con el conocimiento adecuado podrá tomar las decisiónes correctas, ya sea para usted o para alguien que amas. Sin una comprensión clara de las circunstancias médicas, usted se enfrentará a una situación que terminaria en prolongar el proceso de su muerte o la de un ser querido. Cuando se trata de retener la nutrición artificial y la hidratación, tenga en cuenta que cuando:

...la nutrición artificial y la hidratación se retienen o se retiran, al final de la vida, las personas no mueren de hambre o de sed. Tanto las familias como el personal médico a menudo encuentran la retirada del tratamiento más difícil emocionalmente que la retención del tratamiento; incluyendo la nutrición artificial y la hidratación.

Pero, legal y éticamente, no hay diferencia entre la retención o retirada de la nutrición y la hidratación artificial a petición de un paciente competente o un sustituto autorizado. Muchos estudios han concluido que el proceso subyacente de la enfermedad es responsable de la muerte de la persona. Los expertos han demostrado que cualquier molestia ocasionada por la sed o el hambre puede aliviarse con el suministro de un excelente cuidado de la boca, pedacitos de hielo y pequeños bocados de alimentos deseados. Después de más de tres décadas proporcionando terapias nutricionales y observando a innumerables personas, mis observaciones me han llevado a creer que cuando alguien comienza a morir, también deja de comer. No tenga miedo de dejar que su ser querido progrese hacia el otro lado. Despójese del temor en dejarse ir o dejar ir a un ser querido y confíe en nuestro instinto. Si lo hace, su decisión siempre será la correcta (Duda, 2017).

La Muerte y Sus Definiciones

Uno de los temas que encontrarás, difumina la línea divisora entre la vida y la muerte; y es el resultado directo de la tecnología moderna. Hay varias definiciones de la muerte (West's Encyclopedia of American Law, 2016):

1) la *muerte civil* ocurre cuando una persona es condenada a cadena perpetua, perdiendo así sus derechos civiles;

2) *muerte legal* asume que el individuo ha muerto (surge de una ausencia prolongada);

3) *muerte natural* se refiere a la muerte por factores naturales sin causa externa;

4) *muerte violenta* que se produce con la ayuda de una agencia externa;

5) *muerte injusta* se refiere a una muerte que se logra intencionalmente o que es causada por negligencia;

6) *muerte cerebral* que se refiere al cese de todas las funciones cerebrales.

La ciencia ha avanzado hasta tal punto que lo que una vez fue un proceso simple y natural (como lo es la muerte), se ha convertido en una fuente de controversia y debate. Sabemos que la medicina moderna puede prolongar la vida a través de medios artificiales como la ventilación mecánica, antibióticos, diálisis y mucho más. También sabemos que, en muchos casos, esto sólo ha servido para prolongar el proceso de morir en lugar de prolongar la vida de la persona. El siguiente extracto ilustrará el punto que estoy tratando de explicar (West's Encyclopedia of American Law, 2016):

> Karen Ann Quinlan entró en estado comatoso, en 1975 y fue puesta en soporte vital que incluía la ventilación mecánica. Se hiso todo lo posible y

todo resulto en vano, pero los médicos se negaron a pronunciar su caso como *desalentador*. Eventualmente, los padres de Karen tomaron la difícil decisión de remover el soporte vital mientras eximía al hospital y a todo el personal de toda responsabilidad. Sin embargo, el médico que la atendía rechazó su súplica de poner fin a las medidas heroicas. Esto obligó a los padres de Karen a presentar una demanda para evitar que el médico bloqueara las decisiones tomadas por su hija.

Como resultado del caso de Karen Ann Quinlan, las resoluciones judiciales cambiaron las leyes relativas a los derechos de un paciente a rechazar medidas heroicas o para aquellos legalmente reconocidos, como parientes cercanos:

En los casos posteriores al de Quinlan, los tribunales han dictaminado que los procedimientos de sostenimiento de la vida, como la alimentación artificial y la hidratación, son el equivalente legal de los respiradores mecánicos y pueden eliminarse utilizando las mismas normas» (Gray v. Romeo, 697 F. Supp. 580 [D.R.I. 1988]). Afortunadamente, "...el derecho legal del paciente a rechazar el tratamiento médico se ha basado también en el derecho común a la integridad corporal, también llamado autodeterminación corporal y en el interés de la libertad en virtud de la cláusula del

DEBIDO PROCESO de la **Decimocuarta Enmienda**. Estos conceptos a menudo se recopilan bajo el término autonomía individual, o autonomía del paciente" (West's Encyclopedia of American Law, 2016).

Los avances científicos modernos han logrado disipar la línea entre morir y vivir: llamando la atención a un aspecto de nuestra humanidad, nuestra transigencia, en el confuso mundo de la semántica y las definiciones legales. De hecho, «...han abierto un reino en el que la distinción entre *vida y muerte* se vuelve borrosa e impugnada: para la experiencia clínica, las tecnologías biomédicas y las rutinas hospitalarias pueden sostener aspectos de la existencia biológica, incluso cuando los signos de que aún existe una entidad intacta o la individualidad del ser humano están ausentes o cuestionables» (Kaufman S. R., 2005).

Nos bombardean a través de los medios de comunicación con respecto a todas las maravillosas y casi milagrosas herramientas y procedimientos médicos. En el proceso, se nos lleva a creer que la ciencia médica puede vernos a través de cualquier enfermedad crítica. Por lo tanto, nuestras expectativas son extremadamente altas (Bagshow, McDermid, & Sean, 2009). Cuando se discuten los problemas de la muerte y la muerte se reduce a una cuestión de definición. La pregunta entonces se convierte en: ¿Qué definición aceptará en comparación con la definición favorecida por su médico?

La muerte es relativamente fácil de definir; ya que es básicamente el cese de todas las funciones que sostienen la vida. Es esta una definición que crea una inmensa cantidad de dolor y angustia. Obviamente, la muerte misma se retrasará mediante la aplicación de medidas heroicas. Al final, la muerte siempre reclamará su premio, pero tales retrasos son extremadamente costosos a nivel físico, mental, emocional, espiritual y financiero. Muchas personas creen que *donde hay vida, hay esperanza*. La pregunta que debemos hacernos es simple: ¿Cuál es el precio que se paga por una extensión de la vida?

Independientemente de lo que usted pueda oír, las medidas heroicas tomadas en nombre de un paciente son a veces inútiles, dolorosas, costosas, emocionalmente agotadoras y deshumanizadoras. La parte emocional de nosotros mismos oscurecerá fácilmente nuestra mente racional. Cuando uno se enfrenta a tales situaciones, uno puede comenzar a escuchar y adherirse a cualquier cosa que represente el más mínimo fragmento de esperanza. Los cuales son entregados por los médicos y otros trabajadores de la salud.

Un médico a menudo entregará mensajes mixtos que están desprovistos de cualquier claridad con respecto al pronóstico real del paciente. Lo que ocurre a menudo es que «...los médicos se equivocan en el lado conservador...» al hacer un diagnóstico sobre el final de la vida (Fitzpatrick & Fitzpatrick, 2010). Lo que esto significa es que el médico dirigirá, cautelosamente, su diálogo hacia un resultado más positivo. No importa por qué el medico abordo los problemas asociados con el final de la vida; puesto que el resultado final puede afectar negativamente el proceso de tomar las decisiones que afectaran al paciente y su familia.

Los pacientes gravemente enfermos suelen estar bajo el cuidado de varios especialistas. Entre ellos se encuentran neumólogos/intensivistas, cardiólogos, nefrólogos, especialistas en enfermedades infecciosas, oncólogos y un médico asistente que puede ser el médico de la familia del paciente, o uno designado por el hospital en el momento del ingreso. Lo que ocurre a menudo es que uno o más médicos dan un verdadero pronóstico, pero otro médico viene y proporciona una opinión opuesta o una que carece de claridad.

El tiempo en que los médicos se reunían para abordar los problemas particulares de un caso ha terminado, en su mayor parte. Las discusiones ocurren, pero por lo general son individuales por lo que es más difícil llegar a un consenso. Los médicos leen notas médicas, pero éstas se condensan y se limitan a los problemas médicos inmediatos que se están confrontando. Naturalmente, los miembros de la familia escucharán y se aferrarán a un pronóstico esperanzador. Sin embargo, «...la esperanza de una cura siempre se mostrará que es en última instancia falsa, e incluso la esperanza de alivio con demasiada frecuencia se convierte en cenizas» (Nuland, 1995). A menudo sucede que los médicos involucrados en un caso están todos de acuerdo con el desenlace del paciente, pero la familia insiste en la continuación del soporte vital.

Esto me trae a la mente la historia de la diosa griega del amanecer, Eos (también conocida como la diosa romana Aurora o Amanecer). Eos se enamoró de un hombre mortal, el príncipe de Troya. La diosa del amanecer fue antes del dios supremo Zeus y le pidió que hiciera inmortal a su amante como lo era ella. Desafortunadamente, Eos olvidó pedirle a Zeus que concediera a su amante la eterna juventud. Aunque su amor por él nunca se extinguió, el príncipe de Troya continuó envejeciendo y se volvió extremadamente frágil, sufriendo sin cesar hasta que había perdido la cabeza. Eos se mantuvo alejada de él, pero continuó cuidándolo. Al final, los dioses se compadecieron de él y le permitieron finalmente morir (GreekGods.Org - Mythology of Ancient Greece, 2016).

El amor que Eos sentía era tan grande que, sin darse cuenta, había condenado al hombre que amaba, el príncipe de Troya, a una muerte prolongada. Por lo tanto, las decisiones a menudo se toman con la mejor de las intenciones que resultan ser una pesadilla, convirtiéndose rápidamente en una escena del Infierno de Dante.

Cuando los pacientes y las familias insisten en que todo se haga para prolongar la vida (RCP, intubación, tubos de alimentación, medicamentos, procedimientos quirúrgicos, pruebas, etc.), esto se convierte en un juego de espera para ver si la familia finalmente se da cuenta de la verdad de la situación o si el paciente misericordiosamente muere más pronto que tarde. Cuando esto ocurre, los médicos tienen sólo dos opciones: retirarse del caso o continuar tratando al paciente según la solicitud de la familia. La decisión de iniciar o continuar las medidas de soporte vital recae principalmente sobre el paciente, la familia o sobre ambos. Infórmese y planifique los pasos a dar cuidadosamente y, mientras lo hace, considere el hecho de que puede estar prolongando su sufrimiento y su muerte sin ninguna calidad o perspectiva alguna.

Como he mencionado antes, enfermedades o condiciones críticas pueden ocurrir en cualquier momento independientemente de la edad, situación económica, área, religión, etc. Todos debemos emprender estas cuestiones por nosotros mismos y por nuestros seres queridos, incluyendo nuestros hijos (por difícil que sea).

Nunca olvidaré a un paciente del que me encargué a mediados del 1970. Tenía alrededor de 34 años y estaba en soporte vital, incluyendo un respirador. Este joven estaba contorsionado en una posición fetal, traqueado (tubo de traqueotomía permanente), nada más que piel y huesos y en un estado vegetativo persistente. Me informaron que 17 años antes, había tenido un terrible accidente y se produjo un error médico que lo dejó en esta condición. Sus padres no podían soportar sacarlo del soporte vital. Este paciente vivía en el hospital, ¡era parte del acuerdo legal!

Los accidentes no son las únicas fuentes de este tipo de situaciones. Recuerde los casos de Terry Schiavo y Karen Ann Quinlan. Estas situaciones pueden surgir inesperadamente.

En el 2013, Jahi McMath, de 13 años, se sometió a una amigdalectomía, un procedimiento quirúrgico comúnmente realizado para extirpar las amígdalas del paciente (dos masas de tejido que se encuentran a ambos lados de la garganta que forman parte de nuestro sistema inmunológico). Las amígdalas pueden hincharse e infectarse hasta un punto en el que necesitan ser extirpadas. Fue ingresado en la unidad de cuidados intensivos y finalmente Jahi tuvo un paro cardíaco. La falta de oxígeno al cerebro dejó su cerebro muerto. Su madre decía que mientras que el corazón de su hijo latiera, él estaba vivo (Landau, 2013).

Tuvimos un caso en el que un joven de treinta años tuvo un evento anóxico (falta de oxígeno) que fue lo suficientemente largo como para causar daño cerebral irreversible. De hecho, la falta de oxígeno al cerebro, debido a la anoxia, lo dejó en un estado de muerte cerebral. El familiar del paciente reacio a terminar el soporte vital afirmando que, mientras su corazón latiera, él estaba vivo. Finalmente, el familiar cambio su forma de pensar y estuvo de acuerdo con retirarlo del respirador mecánico. Al ser retirado el respirador mecánico y después de haber sido extubado, el paciente falleció.

Quiero que sepan que un corazón puede mantenerse latiendo bastante tiempo fuera del cuerpo con los fluidos adecuados, productos químicos y oxigenación. Recuerdo haber hecho un experimento de biología de la escuela secundaria que implicó mantener el corazón de una rana latiendo durante unos treinta minutos *fuera del cuerpo.* El experimento tuvo éxito, pero ¿estaba *viva* la rana?

Otro incidente ocurrió en el 2016 involucrando a un pequeño niño llamado, Israel Stinson. Israel estaba siendo tratado por un ataque de asma a principios de abril cuando sufrió un paro cardíaco. Es muy probable que el paro cardíaco haya sido producto de una arritmia causada por la falta de oxígeno. Todo lo cual resultó en su muerte cerebral. Desafortunadamente, Israel se limita ahora a una existencia de soporte vital. En el mejor de los casos, este niño estará en un estado vegetativo persistente (Sanchez, 2016). Este es un excelente ejemplo de la ambigüedad causada por la tecnología médica moderna. Israel Stinson fue mantenido vivo por medio de un sistema de soporte vital, incapaz de vivir por sí mismo. Según los informes, estuvo sin oxígeno durante cerca de una hora (la muerte cerebral comienza después de aproximadamente seis minutos sin oxígeno).

Como pueden ver, las edades a las que ocurren tales tragedias son variadas e impredecibles. A medida que envejecemos, sin embargo, la probabilidad de muerte aumenta debido al desgaste del cuerpo, los factores de comorbilidad y el hecho de que el cuerpo está biológicamente programado para morir. Al envejecer, nuestros cuerpos se vuelven menos resistentes y cada vez más difíciles de recuperarse de una enfermedad o acontecimiento devastador.

Por favor entienda que la ciencia médica actual es maravillosa y ha avanzado enormemente hacia la prolongación de nuestras vidas. Hoy día, las unidades de cuidados intensivos parecen algo salido de una película de ciencia ficción, debido al equipo de alta tecnología y el arsenal de armas químicas utilizadas para tratar a las personas. Sin embargo, cuando toda esa tecnología se utiliza para prolongar la vida de una persona que se está muriendo; entonces esta maravillosa unidad de cuidados intensivos, repleta de avances científicos, se convierte en «…una cámara de tortura de alta tecnología...» que proporciona una visión «...del infierno durante los últimos días de una persona en la tierra» (McConnell, 2012).

Hace unos años, me ocupé de un paciente con ventilación mecánica que estaba en un estado de cirrosis terminal del hígado. La familia rehusaba la idea a poner fin a las medidas de soporte vital y los médicos no tuvieron otro recurso que cumplir con sus deseos. Frecuentemente, un individuo con cirrosis terminal del hígado sufre una muerte muy dolorosa que incluye ascitis (una gran acumulación de líquido en la cavidad abdominal), peritonitis (generalmente una inflamación causada por infección bacteriana o viral en el abdomen), encefalopatía (función anormal del cerebro) y sangramiento generalizado. El abdomen de este paciente era enorme y la piel estaba estrechada como un tambor.

Los intentos repetidos de drenar el fluido no fueron eficaces, ya que simplemente se llenaba de nuevo. Los pulmones estaban comprometidos, al igual que la función cardíaca, debido a las complicaciones de la enfermedad. Esto continuó durante unas tres semanas hasta que el paciente finalmente murió sangrando a través de cada orificio de su cuerpo.

Lo que mantuvo a este paciente con vida durante tanto tiempo fue que el soporte vital prolongo su muerte ¡Qué imagen tan horrible lo es esta al querer retener a un ser querido al final de su vida!

Aquellos pacientes que sobrevivan el tiempo suficiente generalmente serán transportados a un centro de atención aguda a largo plazo. Por lo general, el razonamiento detrás de esto es que el paciente necesitará más tiempo en ventilación mecánica y rehabilitación intensiva. A menudo, esto ocurre porque la cobertura asignada de la compañía de seguros, para un centro de cuidados agudos, está a punto de agotarse o ya se ha agotado. Otras disposiciones en la cobertura del seguro se harán cargo una vez que el paciente ha sido transferido, por lo que su estancia en el centro de cuidados agudos a largo plazo estará cubierta. Eventualmente, la financiación regular del hospital comienza de nuevo y comienza un proceso de puertas giratorias.

Si usted no tiene seguro, entonces usted será atrapado en un limbo o enviado a un hogar de ancianos, ya que la mayoría de los lugares no lo aceptaran a menos que tenga cobertura.

Tuvimos dos casos en los que la colocación ha sido una pesadilla. Ambos pacientes estaban en soporte vital y ambos se sometieron a traqueotomías. Ambos estaban neurológicamente comprometidos. Un paciente no tenía seguro y el seguro del otro paciente no cubría la atención a largo plazo. En cualquier caso, se contactó más de noventa instalaciones en un radio de cien millas; todas las cuales se negaron a aceptar a los pacientes por varias razones, incluyendo insuficiente personal para el cuidado del paciente. Esto a menudo ocurre independientemente de la cobertura del seguro de salud.

Mientras tanto, ambos pacientes estuvieron esperando por su traslado y a ver si se encontraba alguna cobertura del gobierno. Vi a muchos administradores de casos luchando para encontrar la ubicación de un paciente no asegurado, ya que están bajo una enorme presión de la administración. Por lo general, algún tipo de financiamiento mínimo del gobierno se asigna con una cobertura limitada. Como resultado, muchos pacientes a menudo terminan en instalaciones que son menos de lo deseable.

Las instalaciones que finalmente toman a estos pacientes son deprimentes y con frecuencia se encuentran en un estado deplorable. Para empeorar las cosas, la mayoría de estas instalaciones no tienen suficiente personal. Muchos están plagados de diversos organismos farmacorresistentes y el personal está sobrecargado de trabajo, debido a que el número de trabajadores de sanación con respecto al número de pacientes no es adecuado. Claro está que estas cosas no se publican.

Para ilustrar, un terapeuta de vías respiratorias puede ser responsable de seis o más pacientes gravemente enfermos en ventilación mecánica con múltiples condiciones médicas. ¡Debe preguntarse cómo pueden salirse con la suya! ¿La aplicación de la normativa es tan deficiente o se hacen los de la vista gorda? Pero hay enormes incentivos financieros «"...los programas que más a menudo sirven a personas con enfermedades graves avanzadas, el Medicare y el Medicaid, animan a los proveedores a prestar más servicios y servicios más intensivos de lo que sean necesarios o beneficiosos"...según Dying in America, un informe masivo publicado en septiembre por el Instituto de Medicina» (Whoriskey, 2014). Tenga la seguridad de que hay un interés definitivo en el dinero y cuanto mayor sea la agudeza (se refiere a la gravedad de una enfermedad) mayor será la carga y la recompensa.

Muchos médicos están en contra de usar nuestra tecnología para prolongar el proceso de la muerte y prolongar el sufrimiento que el paciente y la familia experimentan. Un médico de cuidados críticos hizo la siguiente declaración: «"Estoy dirigiendo un almacén para los moribundos..."» y de los «...diez pacientes en su unidad, dijo, sólo dos eran propensos a salir del hospital por cualquier período de tiempo» (Gawande MD, 2014).

Las condiciones en las que se encuentran estos pacientes se conocen como el «"efecto invernadero", ya que al igual que muchas plantas no pueden sobrevivir fuera del invernadero en el invierno, estos pacientes no pueden sobrevivir fuera del invernadero del cuidado intensivo que sostienen y prolongan sus vidas. A menudo son consignados durante semanas o incluso meses a una especie de purgatorio médico; unido por tubos en sus tráqueas a los respiradores, con catéteres que sobresalen de sus cuellos, pechos, abdomen, o vejiga. Cuando están despiertos, están en constante malestar, crónicamente privados de sueño y despojados de cualquier dignidad...» (Breslow, 2015).

Hay numerosas condiciones que conducen a la etapa final de cada ser humano. Pero, como he dicho antes, la tecnología médica moderna a menudo prolonga el proceso de la muerte. El tema es controversial desde una perspectiva médica y legal, así como la del paciente y su familia.

Por ejemplo, «La Sociedad de Medicina de Cuidados Críticos define la inutilidad terapéutica como un tratamiento que "no logra su objetivo previsto, es decir, un efecto fisiológico beneficioso"» (Bagshow, McDermid, & Sean, 2009). Entonces, ¿por qué los pacientes son sometidos a innumerables tratamientos que no logran nada más que prolongar el proceso de morir? Además, la «...declaración de la Sociedad

Torácica Americana sobre la Retención de la Terapia de Sustentación de Vida define la inutilidad como la combinación de dos criterios: 1) la falta de eficacia médica, según lo juzga el médico del paciente y 2) la falta de una supervivencia, a juzgar por los valores personales del paciente» (Bagshow, McDermid, & Sean, 2009).

Tenga en cuenta que el médico está libre de ordenar cualquier tratamiento si piensa que será beneficioso para el paciente, algo que es de esperar. También es muy fácil para el médico persuadir a un paciente y a los miembros de la familia para que acepten los tratamientos propuestos. Esto ocurre porque ellos están en control de la situación y son figuras de autoridad. Es fácil para un médico o cualquier otro personal de atención medica confundir su mente (sin intención). Esto ocurre debido a que no todo el mundo puede traducir la terminología técnica. Es la responsabilidad del paciente y de sus familiares de estar seguro de que comprenden claramente los hechos del caso. Es buena idea enfocar su atención en los siguientes temas: los posibles tratamientos (incluyendo sus objetivos, posibles reacciones adversas o complicaciones, efectos secundarios a corto y largo plazo y el impacto real en los problemas subyacentes), pronóstico y, lo más importante, los efectos en su vida que se pueden esperar si se acepta un cierto curso de acción.

El Dr. Jeff Gordon escribió que la «…atención médica y la tecnología de hoy día puede sostener la vida, el corazón latiendo, pero no logra por completo restaurar la calidad de vida real para muchos. Llega un momento en que los médicos pueden prolongar la muerte, pero no proporcionar calidad de esa vida» (Brody, 2009). Nuestros procedimientos que permiten prolongar la vida a menudo terminan poniendo al paciente y a la familia en una situación espantosa: el ver a un ser querido padecer una muerte lenta y frecuentemente agonizante. Se puede argumentar que el paciente recibe analgésicos y sedación. Pero hay que recordar que estos pacientes son sometidos *vacaciones de sedación* por lo menos una vez al día. Al retirar los sedantes, el paciente se empieza a despertar. Cualquier tipo de analgésico fuerte también se retiran o la dosis se disminuye. Estos procedimientos son necesario para liberar al paciente de su dependencia al ventilador mecánico o soporte vital. Mientras tanto el paciente esta despierto(a) y, dependiendo del caso, padeciendo un malestar increíble. Todo esto vale la pena cuando realísticamente existe la oportunidad de una recuperación adecuada y cuando hay un pronóstico positivo.

Recientemente, cuide de una mujer con soporte vital completo: ventilación mecánica, tubos torácicos a ambos lados del pecho, catéter de orina, catéteres intravenosos, tubo de traqueotomía, y estaba bajo una multitud de medicamentos diferentes. En medio de todo esto desarrolló enfisema subcutáneo (aire atrapado debajo de la piel) alrededor de la parte superior del pecho. También tuvo múltiples procedimientos de radiología y algunos procedimientos quirúrgicos.

Tratamos de retirarle la ventilación mecánica utilizando diferentes enfoques. Pudo tolerar los procedimientos por un tiempo; pero al final, todas las pruebas fallaron. Esta mujer estuvo sin sedación casi todo el tiempo y esporádicamente recibía analgésicos. Estaba despierta y podíamos ver sus expresiones, principalmente expresiones de angustia y malestar extremo. A veces nos miraba con una expresión que era desgarradora. Después de varias semanas en este limbo tecnológico, su hija entró y dio la orden de que la extubaran. Finalmente, se llamó al hospicio y solo sobrevivió hasta el día siguiente.

Si el paciente está en coma, se nos enseña que es *poco probable* que sienta dolor. ¡Mientras que al mismo tiempo nos enseñan que la capacidad de escuchar es lo último que se pierde! Y no olvidemos los aspectos espirituales de esta situación.

A aquellos de ustedes que contemplan hacer todo lo que se pueda por mantener vivo(a) a un ser querido; por favor recuerden la historia mitológica de la diosa griega Eos y como hiso sufrir al hombre que tanto amaba. Nunca se me olvida el siguiente refrán: «El camino al infierno está pavimentado con buenas intenciones» (Ray, 2019). Hay que pensar con claridad y analizar nuestros motivos y entonces busque la respuesta a la siguiente pregunta: ¿esta decisión la hago por mi o por la persona a quien amo?

Un elemento crucial en sus decisiones es el de exigir la verdad no adulterada, especialmente la verdad sobre el curso final de la enfermedad. No se deje engañar por expectativas irreales. Se que emocionalmente es difícil, pero por favor abra su mente, su corazón y sus ojos para que pueda ver, objetivamente, lo que está ante usted. Recuerde que la verdad, por dolorosa que sea, es mejor que las falsas esperanzas que, inevitablemente, se desvanecerán.

 C3 80

☙ ❧

Dios ofrece a cada mente su elección
entre la verdad y el reposo.
Toma lo que quieras,
nunca podrás tener los dos.

Ralph Waldo Emerson (1803-1882)
U.S. poet, essayist, and lecturer

Cℜ ℬ

No hay peor mentira que una verdad malinterpretada
por quienes la escuchan.

William James, Lectures XIV and XV, «The Value of
Saintliness», The Varieties of Religious Experience

CAPÍTULO CUATRO

Decir La Verdad

Decirle la verdad a un paciente que se está muriendo y a su familia es difícil, triste, complejo y lleno de controversia. Usted tal vez piense que la comunicación con los pacientes y los miembros de la familia debería de ser fácil en comparación con las complejidades de los tratamientos médicos. Pero he sido testigo, una y otra vez, de las insuficiencias en la interacción entre los profesionales de la salud, los pacientes y la familia.

Nacemos, vivimos nuestras vidas y luego morimos. *La muerte no es una enfermedad que se puede curar, o un mal funcionamiento que se puede reparar.* Sin embargo, tendemos a complicarlo todo pensando, analizando, y recapacitando. Después tratamos de colocar tales pensamientos en el marco de la «ciencia»; de tal manera que nos proporcione la sensación, por muy fugaz que sea, de que estamos en control. Intentamos de racionalizarlo todo con el fin de hacer nuestras reflexiones más aceptables para nuestra sensibilidad. Es una forma de hacerle frente a nuestra mortalidad.

Independientemente de las razones, la mayoría de las personas tienen un impulso interno que los hace rechazar el tema de la muerte y hacerlo tabú o un tema que está prohibido. Aunque la muerte es tan natural como el nacer, sigue siendo un tema impresionable. El abordar este sujeto tendrá un impacto definido en el paciente, la familia y otros significativos. Es aún más complicado debido a nuestra tecnología moderna que ha difuminado la definición de lo que es una «enfermedad terminal» y el «pronóstico» del paciente.

Terminal: Un Término Confuso

Las enfermedades y condiciones terminales se prolongan debido a nuestras intervenciones médicas. La palabra «terminal» ya no está claramente definida, porque es difícil vislumbrar ¿en qué momento se vuelve la condicion de una persona terminal? Es inconcebible para muchos que una persona de avanzada edad (ochenta, noventa, o más años de edad), que se encuentra en buen estado de salud, debe de ser considerada como «terminal». Sin embargo, el cuerpo ha seguido deteriorándose: su capacidad para repararse a sí mismo ya no es lo que solía ser y, eventualmente, uno o más de los sistemas del cuerpo fallarán.

Independientemente de este conocimiento, parece que la ciencia médica insiste en prolongar la existencia de las personas a expensas de la dignidad y la calidad de esa vida. Según mis experiencias, la etapa terminal de un paciente puede prolongarse durante días, semanas y meses dependiendo del caso y las circunstancias individuales. No me opongo a prolongar la vida siempre que no estemos prolongando el proceso de morir; ya que prolongar el proceso de morir es cruel e inhumano. Para que no haya malentendidos, les digo que no apoyo la eutanasia (muerte asistida) ni ninguna otra forma de suicidio. Sin embargo, apoyo permitir que uno muera con dignidad y respeto cuando llegue su momento y de acuerdo con sus deseos de optar por un final más natural y rodeado de seres queridos.

Prolongando La Vida versus La Calidad De Vida

Es, sin duda alguna, cruel el ofrecer falsas esperanzas o mentiras piadosas a los moribundos. Las ambigüedades que rodean la expresión *terminal* complican el proceso de los pacientes y sus familias para tomar decisiones Lo mismo ocurre con la administración de la atención medica que esté disponible. Estas cuestiones también afectan la proyección real o la progresión natural de una enfermedad; ya que se verá alterada mediante el empleo de medidas de soporte vital. La verdad del asunto es que la ciencia médica no es una ciencia exacta, como la profesión médica a menudo nos quiere hacer creer. La razón por la que hago esta aclaración es simple, ¡cada paciente es diferente y esto impacta la manera en que el cuerpo responde a los procesos de una enfermedad!

Hay pacientes que padecen de la misma enfermedad y reaccionan de manera diferente y tienen diferentes capacidades en términos de su resistencia física, mental, emocional y espiritual. Cuando una persona entra en la fase final, tomará su curso natural a menos que interfiramos con ella. Lo que permanece inalterado, sin embargo, es que la persona se está muriendo, pero a un ritmo mucho más lento.

Al mantener al paciente y a su familia desinformados, sobre la realidad del resultado esperado, el médico y el resto del establecimiento clínico han dejado de darle al enfermo y a sus familiares la información necesaria que los empoderará para «... poner sus asuntos en orden...», incluyendo el «...tomar decisiones sobre el cuidado al final de la vida, las finanzas, la custodia, el poder notarial y dónde morir» (Lowry, 2013). También proporciona al paciente y a la familia tiempo para adaptarse a la realidad del pronóstico, en lugar de abrazar falsas esperanzas sólo para que se deshaga de ellas cuando la luz de la realidad aparezca.

Tenemos que aceptar nuestra naturaleza fugaz y renunciar a nuestro ego y nuestro orgullo. No somos todopoderosos y la muerte será nuestro compañero invernal. Conocer la verdad, por muy difícil que sea, le ayudara a conservar su autonomía o su capacidad de gobernarse a sí mismo. En otras palabras, usted podrá mantener su libertad individual y su derecho de autodeterminación.

Desafortunadamente, muchos pacientes con enfermedades terminales no están completamente informados. «Un estudio estadounidense reciente mostró que el 69 % de 710 pacientes con cáncer de pulmón incurable y el 81 % de 483 pacientes con cáncer colorrectal que recibieron quimioterapia paliativa no estaban conscientes de que el tratamiento no era curativo (N Engl J Med. 2012; 367:1616-1625)» (Lowry, 2013).

En términos más simples, 490 pacientes con cáncer de pulmón incurable y 391 pacientes con cáncer colorrectal no tenían idea de que los tratamientos que se les estaban dando no era con el propósito de curar la enfermedad. Además, la mayoría de los tratamientos de quimioterapia hacen que los pacientes se sientan miserables. Los efectos secundarios de la quimioterapia pueden incluir cualquiera de los siguientes síntomas (American Society of Clinical Oncology (ASCO), 2005-2016):

1) fatiga;

2) dolores (dolor de cabeza, dolores musculares, dolores de nervios, dolores de estómago);

3) llagas en la boca y la garganta;

4) diarrea;

5) náuseas y vómitos;

6) estreñimiento;

7) trastornos de la sangre (conteo bajo de glóbulos blancos, lo que le deja vulnerables a infecciones;

8) conteo bajo de glóbulos rojos, anemia;

9) plaquetas bajas, dejándole propenso a sangrar);

10) efectos del sistema nervioso;

11) cambios en la habilidad cognitiva y la memoria;

12) problemas sexuales y reproductivos;

13) pérdida de apetito;

14) pérdida del cabello;

15) finalmente, daño permanente pueden producirse en diferentes órganos.

Antes de la muerte de mi madre, ella había desarrollado cáncer mediastinal. «El mediastino es la parte del tórax que se encuentra entre el esternón y la columna vertebral y entre los pulmones. Esta área contiene el corazón, los vasos sanguíneos grandes, la tráquea, la glándula del timo, el esófago y los tejidos conectivos» (Yi-Bin, 2014). El tratamiento habitual habría sido la quimioterapia, ya que el tumor era inoperable. Un oncólogo fue llamado y por supuesto ofreció *tratamientos paliativos para el cáncer.*

Las tasas de tratamiento exitosos disminuyen drásticamente para «...la mayoría de los cánceres que han hecho metástasis (se extienden más allá del sitio del cáncer original), la quimioterapia no puede curar el cáncer. Sin embargo, la quimioterapia puede ser útil para reducir el cáncer, mejorar o eliminar por completo los síntomas angustiosos causados por el cáncer durante un período de tiempo y ayudarle a vivir más tiempo. El uso de quimioterapia en estas situaciones se denomina *quimioterapia paliativa*» (Center to Advance Palliative Care, 2014).

Desafortunadamente, el oncólogo le había dado a mi hermana un hilo frágil del cual se agarró, obteniendo así una impresión de falsa esperanza de que la quimioterapia cambiaría el resultado. Esto no se hizo por malicia. Es sencillamente la forma en que fue entrenado y un ejemplo del enfoque actual para tratar con pacientes con enfermedades terminales. Tales declaraciones, por desgracia, se dan sin tener en cuenta el impacto mental y emocional que puede tener en el paciente y la familia.

Como resultado, este problema le causó bastante angustia a mi hermana. Al no entender completamente las implicaciones de esta «quimioterapia paliativa» pensó que la condición de nuestra madre mejoraría. El haber aceptado la quimioterapia sólo hubiese hecho que los últimos días de nuestra madre fuesen increíblemente miserables. ¡El único cambio hubiese sido, si acaso, unas semanas adicionales de vida (en el mejor de los casos) mientras que sufriría de los efectos secundarios de la quimioterapia! El doctor tenía buenas intenciones, pero el resultado final no hubiese cambiado. Mi madre no quería pasar por tales extremos y, además, estaba lista para pasar a la siguiente vida; donde sabía que mi padre y otros miembros de la familia la estaban esperando.

Eventualmente, llevamos a nuestra madre a casa con servicios de hospicio y unas semanas más tarde falleció, rodeada de sus hijos, nietos y bisnietos. Recuerde que el término enfermo terminal se refiere a cualquier enfermedad o condición que sea progresiva, irreversible y que finalmente termine con la muerte.

Decir La Verdad En Un Medioambiente Multicultural

Decirle la verdad a un enfermo terminal es complicado debido a las diferencias culturales y étnicas. Para ilustrar, los pacientes japoneses, los pacientes etíopes y los pacientes de Arabia Saudita sienten que la información le «...pertenece a la familia, los cuales luego utilizan la información en el mejor interés del paciente» (O'Kelly, Urch, & Brown, 2011). En algunos casos, como en la cultura musulmana, «... es Dios quien permite la muerte, por lo tanto, perder la esperanza va en contra de la enseñanza religiosa, lo que equivale a una pérdida de fe en Dios» (Wolcott H. F., 1991). Además, muchas familias latinas sienten que es su deber, no la del médico, de informar al paciente.

Los miembros de la familia frecuentemente no quieren revelar la verdad de la condición médica por una sencilla razón: temen que revelar tal información sería perjudicial para su ser querido. Hay un grado de sabiduría asociado con esta perspectiva. Sabemos que un estado de depresión y ansiedad puede disminuir el sistema inmunológico de la persona, el cual pudiera causar una progresión mucho más rápida de la enfermedad. Pero asumir que decir la verdad será perjudicial, es privar al paciente de su autonomía para decidir cómo manejar el final de su vida.

Recuerdo que hace muchos años, estaba atendiendo a una paciente, cuando un médico vino a dar un diagnóstico de cáncer terminal. Esta paciente, de unos cuarenta años, permanecía en silencio y en un estado de calma extraordinario mientras escuchaba el pronóstico del médico. Naturalmente, él recomendó quimioterapia y radioterapia, pero ella se negó. Entonces el médico le preguntó ¿por qué? Y su respuesta fue que ella sabía que no moriría de esta enfermedad (esta paciente se había sometido a una cirugía exploratoria, la cerraron porque su cáncer estaba tan extendido que no podían hacer nada por ella). ¡Tuve el placer de ver a esta paciente salir del hospital libre de cáncer después de haber sido reexaminada a fondo!

Cuando interrogamos al médico, se molestó y dijo que era sólo una cuestión de remisión espontánea o un milagro. Creo firmemente que el estar consciente de su pronóstico llevó a esta paciente a sanarse: ya sea por remisión espontánea, un milagro, la mente sobre la materia o una combinación de estas posibilidades que nunca conoceremos. El hecho de que la tendencia general de una cultura sea retenerle la información a los moribundos, no significa que cada individuo en esa cultura piense de la misma manera. Lo que debemos de tener en cuenta es que muchos individuos llegan a un acuerdo con la muerte y esto les permite mejorar su calidad de vida hasta el final.

Como profesionales en el campo de la medicina, todos debemos respetar las variaciones culturales relacionadas a divulgar la verdad a los enfermos terminales. Violar esto indisputablemente aumentará la angustia emocional que siente el paciente y su familia. La cultura es, fundamentalmente, la fuerza motriz que da forma al *propriospect* de un individuo.

El término propriospect fue acuñado por el Antropólogo Ward H. Goodenough. Goodenough propuso «...que cada uno de nosotros desarrolla una forma única de pensar, una cultura personal, que él calificó como un "propriospect". El término se refiere a la visión altamente subjetiva y personal del mundo de cada individuo» (Wolcott H. , 2008). Debe de tener en cuenta que los médicos tienen su propia forma de ver el mundo que, al final, influirá en sus decisiones incluso se trata de mantener la imparcialidad científica. Es más que observando y respetando las preferencias culturales, con respecto a la verdad, el médico debe de hablarle a la familia del paciente y a otros seres allegados con sinceridad. Lo que los familiares y los pacientes hagan con la verdad depende de ellos; pero al menos el establecimiento médico habría cumplido, con lo que sólo se puede llamar, un imperativo moral.

Es interesante notar que, en la mayoría de los casos, el paciente terminal está consciente de que se está acercando al final de su vida. Y, sin embargo, todos los interesados promulgarán esta obra de esquivar la realidad que enfrentan durante la cual el tema principal es «conocido» por todos, pero nunca se menciona. He experimentado esta «danza cultural» con mi propia familia.

Cuando mi padre entró en la fase activa de morir, desafortunadamente, terminó siendo intubado y se puso en ventilación mecánica durante un par de días. Todos conocíamos la realidad de la situación, pero nunca se habló en voz alta. Como terapeuta de vías respiratorias, sabía lo que estaba pasando, pero nunca dije una palabra hasta el final. Elegí darle al resto de la familia el tiempo necesario para llegar a un acuerdo. Me limité a transmitir la información que me daba el médico porque yo era el portavoz de la familia. Mi padre estaba consciente de que su muerte se acercaba a pesar de que tenía Alzheimer avanzado. Hubo momentos en que estaba bastante lúcido y me pedía que cuidara de mi madre.

Por otro lado, mi madre sabía que se estaba muriendo, pero nunca lo dijo en voz alta. Todos sabíamos que su final se acercaba, pero nunca fue verbalizado. Las discusiones sobre la realidad de su estado médico siempre se mantuvieron entre los miembros de la familia. Comparto con ustedes algunas de sus últimas palabras; palabras que expresaron su espíritu libre y el anhelo de salir de su frágil e inmóvil cuerpo en el que se sentía atrapada. Ella me miró y me dijo: «¡Quiero bailar y volar!».

Cuando Se Retiene La Verdad

Independientemente de cómo se presenta o no la verdad, la persona que tiene una enfermedad terminal generalmente se dará cuenta de que se está muriendo. Esto puede ser debido «...a la creencia popular, o tal vez por algún deseo interno y nuestra propia incomodidad con la muerte, las personas moribundas saben que se están muriendo» (Kelley, 1992). Todos tenemos una habilidad que nos permite «saber» algo. Este *saber* ocurre espontáneamente y bajo diferentes circunstancias. Es un conocimiento que se deriva del «yo interno» o del espíritu, así como de nuestras experiencias. Cuando esto ocurre la persona «...sabe directamente algo que no podría haber conocido de ninguna otra manera...» y este *saber* «...es subjetivo y privado y es tremendamente significativo» (Tremmel W. C., 1976). Cuando se produce este «conocimiento» no es generalmente percibido por todo el mundo, «...porque la facultad de conocimiento de una persona se extiende más allá de la de otra, sino porque esas nociones comunes se oponen a las opiniones prejuiciosas de algunas personas que, a consecuencia, no pueden comprenderlas fácilmente, a pesar de que otras personas que han sido liberadas de esos prejuicios las perciben claramente» (Descartes, 2003).

Este conocimiento, cuando ocurre, se comparte o no con otros miembros de la familia. Cuando el paciente opta por guardar silencio sobre la realidad de su propia condición es generalmente para proteger a aquellos que ama. Sin embargo, retener la verdad de un paciente moribundo es a menudo un juego de autoengaño, ¡ya que los individuos que ocultan la información asumen que el paciente no tiene ni idea de lo que está pasando! Recuerde el detector de mentiras que todos poseemos.

A los que están en el campo de la medicina, permítanme recordarles que la mayor parte del mundo se ha vuelto multicultural gracias a la tecnología moderna y a los medios de transporte rápidos. Por lo tanto, diversas culturas se encontrarán con otras y con sus perspectivas individuales con respecto a los sistemas de salud, sanación y creencias. Las creencias religiosas tendrán un impacto definido en cómo las personas perciben el final de la vida.

Por ejemplo, «...la confianza de los pacientes y sus familiares en Dios puede disuadirlos de tomar decisiones sobre la vida y la muerte. Su renuencia por hablar y aceptar un diagnóstico terminal significa que a menudo no están dispuestos a considerar el renunciar a un tratamiento inútil que prolonga la vida» (O'Kelly, Urch, & Brown, 2011). Estos fracasos, en discutir cuestiones tan críticas, bien podrían conducir a una muerte prolongada dentro de los confines de una pesadilla tecnológica.

La retención de la verdad por cualquier razón, en la mayoría de los casos, llevará al paciente o a la familia a optar por medidas heroicas bajo la creencia equivocada de que una recuperación y el retorno al nivel anterior de calidad de vida es posible. Lamentablemente, la calidad de vida del paciente moribundo se deteriorará significativamente. Las investigaciones han demostrado que al final de la vida «... las discusiones están asociadas con la atención médica menos agresiva a medidas que la muerte se aproxima y referencias tempranas de hospicio. La atención agresiva se asocia con una calidad de vida peor para el paciente y un peor ajuste durante el periodo de luto» (Zhang, 2008).

Las Consecuencias De Retener La Verdad

Tal vez sea hora de hacernos la siguiente pregunta: ¿Cuál es la definición de «malas noticias?». Todos sabemos que las noticias no deseadas se refieren a algo que es desagradable y por lo tanto indeseable. Ay que tener en cuenta, que la entrega de «noticias impactantes» pueden ser incómodas y difíciles. Los médicos, siendo humanos, a menudo encuentran difícil dar noticias no deseadas y esto puede resultar en la sujeción de los pacientes «...a tratamientos severos más allá del punto en que se puede esperar que el tratamiento sea útil» (Baile MD, 2000). Cuando se enfrentan a la innegable realidad de que un paciente se está muriendo, los médicos son frecuentemente aconsejados a que eviten declaraciones como por ejemplo «...no hay más nada que podamos hacer por ti» (Baile MD, 2000). Evitar tales declaraciones deja la puerta abierta a diferentes interpretaciones.

La siguiente anécdota, proporcionada por una excelente y compasiva enfermera, ilustra lo que pudiera ocurrir fácilmente cuando retenemos la verdad de un paciente:

> Me ocupé de este joven que estaba extremadamente séptico. Los cirujanos seguían cortando o amputando partes de sus piernas, sabiendo que no se iba a recuperar. Un cirujano finalmente le dijo: «Sabes que vas a morir». Después que el cirujano se fue el paciente me dijo: «¿Por qué no me dijiste que iba a morir?». Fue uno de mis peores momentos porque sentí que había retenido la información que le habría ayudado a tomar decisiones sobre qué hacer durante los días restantes de su vida.

Al evitar tales afirmaciones, el paciente y la familia pueden concluir fácilmente que *hay* algo más que se puede hacer. Lo que más importa es cómo se entrega la información: ¿es fría y totalmente indiferente, o hay algún grado de compasión genuina en ella?

Usted puede proporcionar tal declaración y al mismo tiempo hacer saber al paciente que hay medidas de confort que se pueden implementar. No decir la verdad también socavará cualquier confianza establecida entre el paciente y el médico. Honestidad, por parte del médico, ¡es esencial independientemente de lo difícil que sea el tema! Como trabajadores de la salud, exigimos la «verdad» de nuestros pacientes para que mejoremos el proceso de tratamiento. Los pacientes y familiares son interrogados con respecto a sus vidas personales. Esto es necesario si queremos obtener una imagen clara y precisa del estado de salud del enfermo, tanto pasado como presente. Lo menos que el establecimiento médico puede hacer es honrar al paciente y a los miembros de la familia con la verdad. Retener la *verdad* de los pacientes y los miembros de la familia es, al final, perjudicial. Independientemente de las diferencias culturales y étnicas y, respetando las variaciones dentro de un ambiente cultural o étnico, decirle la verdad al paciente y a la familia es un acto de respeto.

«Sin la revelación de la verdad al paciente moribundo, es probable que las personas sean sometidas a tratamientos agresivos que convertirán su muerte en un proceso doloroso, costoso y deshumanizador» (Drane, 2002). Como seres humanos, nos relacionamos entre nosotros de alguna manera. Uno de los aspectos de las relaciones humanas que permite conexiones interpersonales prolongadas es el de la honestidad. Cuando falta honestidad, la relación comienza a desmoronarse.

Además, mentir es reprobable, amoral y considerado un pecado en muchas religiones. De hecho, mentir a los pacientes y a los miembros de la familia es visto como un acto de traición del establecimiento médico que provoca sentimientos de desconfianza y enojo. Tales estados emocionales no son propicios para la armonía y la aceptación y son perjudiciales para el paciente.

Los aspectos éticos acerca de narración y su veracidad han sido abordadas por asociaciones médicas profesionales (Drane, 2002):

El Código de la Asociación Americana de Enfermeras dice: "Los clientes tienen un derecho moral...de recibir información precisa". Exige a las enfermeras a evitar afirmaciones falsas y engaños. Incluso los "Principios de la Ética Médica" de la Asociación Médica Estadounidense, en el 1980, incluyo una referencia a la honestidad. "Un médico tratará honestamente con los pacientes y colegas y se esforzará por exponer a los médicos con carácter o competencia deficientes, o que se dediquen a fraudes o engaños".

Sin embargo, la información *precisa* y la *honestidad* son términos que se estiran y sesgan diariamente.

Desafortunadamente, un gran número de médicos son reacios a exponer a esos colegas con competencia cuestionable. Sé que esto es cierto porque lo he visto a lo largo de mi carrera. En cualquier caso, todo el personal médico puede ser bastante selectivo a la hora de decir la verdad, especialmente en los casos en que el pronóstico no es favorable. Lo que ocurre a menudo es esta danza mental entre el personal del hospital, el paciente y la familia. Las cuestiones se eluden ingeniosamente sin mentir directamente, ¡aunque la omisión de la verdad es una mentira!

Lo que sucede a menudo es que al paciente y a la familia se les dice que hablen con el médico. Por lo tanto, la narración de la verdad queda relegada a un individuo que entonces es responsable de transmitir la verdad de alguna manera. Tenga en cuenta que proporcionar *selectivamente* información veraz de carácter positivo es extremadamente engañoso tanto para el paciente como para la familia.

He sido testigo de la narración selectiva de la verdad en numerosas ocasiones por varios miembros del equipo de atención de la salud. Los problemas médicos con el paciente gravemente enfermo o moribundo son complejos, porque generalmente involucran varios sistemas de órganos y procesos infecciosos. Durante el tiempo que el paciente se encuentre en la unidad de cuidados intensivos, padecerá de altas y bajas asociadas con diversos sistemas como el corazón, la circulación, los riñones, la piel, los intestinos, el hígado, otros más.

Por ejemplo, la mayoría de las infecciones se pueden tratar, la presión arterial se puede estabilizar, la retención de líquidos a menudo se puede controlar a través de medicamentos y las arritmias cardíacas se pueden regular de igual forma también con medicamentos. Por lo tanto, el especialista en enfermedades infecciosas informará que la infección ha desaparecido y las pruebas de laboratorio vuelven a la normalidad o se mejoran. El cardiólogo puede informar que las arritmias y la presión arterial están ahora bajo control y el nefrólogo (especialista en riñones) puede informar que la retención de líquidos está bajando, los riñones ahora están funcionando de nuevo, o que el problema se puede corregir a través de la Diálisis. Una vez más, lo que el paciente o la familia puede oír es que se ha producido una mejoría.

Mientras tanto, la familia se aferrará a esos rayos ilusorios de esperanza: esa nueva droga, procedimiento o milagro que restaurará a su ser querido de nuevo a la salud. Sin embargo, el paciente todavía se está muriendo o sufriendo un peor destino, ya sea por cáncer, insuficiencia cardíaca congestiva crónica, daño cerebral que conduce a un estado vegetativo persistente, enfermedad pulmonar obstructiva crónica terminal o cualquier número de condiciones que son progresista, irreversibles y, en última instancia, terminal.

Estas terapias e intervenciones prolongan el proceso de morir o proporcionan avances de corta duración que nuestros seres queridos perciben como mejorías «reales». Al final, se utiliza una panoplia de medicamentos porque, en muchas ocasiones, se prescriben más medicamentos para contrarrestar los efectos adversos de los otros medicamentos, y así el ciclo continúa. El personal médico no debe asumir que el paciente o la familia tendrán una comprensión clara de la gravedad de la situación, esto conducirá a un fracaso de comunicación.

Fallo De Comunicación

Hay varios factores asociados con el fallo de comunicación (Meier, 2006):

«Brecha De Conocimiento»

El pronóstico de una enfermedad terminal puede ser obvio para los profesionales médicos, pero no para la familia. Proporcionar selectivamente información veraz sin abordar el pronóstico negativo general del paciente se convertirá en «...una fuente importante de malentendidos, desconfianza y sufrimiento agravado para todos los interesados».

«Transferencia y Contratransferencia»

Al enfrentar la realidad no manipulable de nuestra mortalidad, las personas, independientemente de su experiencia educativa o estatus socioeconómico, verán al médico como alguien con poderes y habilidades casi divinas para sanar. Esto se llama transferencia (las personas transfieren sus propias percepciones a otra persona, en este caso, el médico). A su vez, el médico experimentará contratransferencia. Cuando esto ocurre, los médicos «...inconscientemente quieren ser perdonados por el mal resultado del paciente; se personalizan y no pueden soportar la ...decepción y rabia, las cuales son normales y comprensibles como estas acciones», de la familia.

«Incomodidad del Médico con Malos Resultados»

Nuestra sociedad ha quedado impregnada con la idea de que a través de nuestra tecnología las enfermedades e incluso la muerte pueden ser conquistadas. Esta mentalidad no sólo satura el sistema de educación médica, sino que también se encuentra en cualquier lugar donde se practique la atención clínica. Sin embargo, «... la inconveniente verdad es que todo paciente se enfermará y morirá y que estos procesos están más allá de nuestro poder... para evitarlo».

«Falta de educación sobre cómo abordar el cuidado de los enfermos graves y sus familias».

Estas habilidades existen y se pueden enseñar fácilmente a todo el personal de salud.

Realmente creo que la mayoría de los trabajadores en el campo de la medicina cuidan el bienestar del paciente y su familia u otro significativo. Sin embargo, todos estamos limitados debido a nuestra mentalidad acerca de la salud. En el presente ya no son pacientes sino «clientes». Por lo tanto, todos los profesionales de la salud deben de tener cuidado, no en aras de evitar las heridas innecesarias, sino para «apaciguar» al paciente o a la familia. Dado que decir la verdad pudiera causar angustia (aunque esa verdad al final le ayudará a tomar las decisiones correctas) ¡será menos probable que le digan toda la verdad! No existe una fórmula secreta para disminuir el nivel de angustia causado por la «verdad». Depende de la visión privada y subjetiva de cada individuo acerca del mundo y sus contenidos, el nivel de educación, el sistema de creencias, el equilibrio mental y emocional, los cuales proporcionan varios aspectos que juntos forman la capacidad de la persona para hacer frente a diversas situaciones.

La Satisfacción Del Paciente y Cómo Afecta El Reembolso De Los Seguros De Salud

Al igual que cualquier otro negocio, la satisfacción del paciente es de suma importancia, ya que afecta directamente al reembolso de las compañías de seguros. A partir del 1 de octubre de 2012, una parte del reembolso de los hospitales pasó a depender de la satisfacción del paciente (no necesariamente asociada con los resultados médicos positivos). De hecho, el 30 % «…del incentivo financiero del programa se basa en lo bien que los hospitales puntúan en la satisfacción del paciente, medida por el Hospital Consumer Assessment of Healthcare Providers and Systems (HCAHPS) Survey» (Guadagnino, 2012). Desafortunadamente, esto crea un ambiente insalubre en el que los profesionales altamente calificados se convierten en nada más que sirvientes bien pagados. Se dedica una enorme cantidad de tiempo a evitar informes desfavorables del paciente y de la familia, muchos de los cuales no tienen nada que ver con la atención médica involucrada.

Para empeorar las cosas, los hospitales, independientemente de lo que digan públicamente, a menudo realizan sus turnos sin las proporciones apropiadas de pacientes con respecto al número de trabajadores de la salud. Por lo tanto, en lugar de utilizar el increíble talento y dedicación que se encuentra dentro de un hospital con el único propósito de cuidar de los enfermos, ¡gran parte de ese talento se sacrifica al pie de una encuesta de satisfacción!

Los verdaderos sanadores, ya sean médicos, enfermeras o terapeutas, proporcionan mucho más que su experiencia en los diversos campos de la medicina. Un verdadero *sanador* es aquel que aborda no sólo las necesidades del cuerpo físico, sino las dimensiones mentales, emocional y espirituales de la persona.

A lo largo de mi vida he conocido y he trabajado con numerosos individuos que fueron verdaderamente inspiradores, amables, compasivos y espiritualmente sabios. Desafortunadamente, «...medir y recompensar la "satisfacción del paciente" no se está traduciendo en una buena atención médica. Un paciente que está muy satisfecho con, digamos, la cantidad de pastrami en su sándwich a la hora del almuerzo todavía puede morir en una hora» (Kenen, 2015). Joanne Kenen (Kenen, 2015) afirma que, de los miles de hospitales encuestados, dos tercios de los hospitales con las puntuaciones de resultados más bajas en el mayor número de muertes, readmisiones y complicaciones graves puntuaron más alto debido a su puntuación de satisfacción del paciente! Estas encuestas fueron creadas para la industria y el consumismo y, como resultado, carecen de humanismo.

Puntuaciones De Resultados Reales:
Las Cosas Que Más Importan

Permítanme tomar prestado un proverbio antiguo, *Caveat Emptor*, ¡cuidado comprador! Si usted está buscando un hospital, debe de investigar los puntajes de resultados reales, las cosas que más importan: número de infecciones nosocomiales (infecciones adquiridas en el hospital), resultados quirúrgicos, tasas de mortalidad de acuerdo con las diversas enfermedades, etc. Independientemente de dónde usted decida ir, lo más importante es que se le diga la verdad. Usted tiene el derecho legal de saber con exactitud la realidad de su condición, de rechazar o aceptar el tratamiento y de cambiar de opinión en cualquier momento.

Confíe en el equipo médico, pero no los imbuya de poderes y habilidades idealistas. Acuérdese que también son humanos. Asegúrese de que sus expectativas sean realistas y no se basen en la fantasía. Recuerde que depende del paciente y de la familia mantener abierto todos los canales de comunicación con el personal de atención médica. Por favor, evite tomar sus frustraciones y enojos contra ellos. No son sus criados y mayordomos, así que no los traten como sirvientes. Los empleados que trabajan en el campo de la medicina son personas altamente capacitadas y dedicadas. Ellos trabajan diligentemente y se sacrifican para poder rendir sus servicios a sus pacientes. Por favor, no toque ninguno de los equipos y no obstaculice sus funciones cuando están cuidando a su ser querido. Haga sólo preguntas importantes y no los cuestione incesantemente. De suma importancia es el ser agradecido con todo el personal médico y no se olvide de comunicárselo.

Constantemente se están haciendo progresos a través de las investigaciones científicas y se han producido recuperaciones inexplicables. Pero ¿cuánto tiempo esperaría usted mientras que su ser querido se está muriendo poco a poco y cuánto tiempo esperaría mientras su familiar sufre una muerte prolongada?

Los animo a leer y releer este libro para armarse con esta información. Les imploro que piensen y analicen con claridad todos los datos. ¿Cómo se sentiría si usted o un ser querido fuesen relegados a un sufrimiento aparentemente interminable en este infierno tecnológico? Recuerden que, aparte del sufrimiento físico, el espíritu también está atrapado en lo que pudiera llamarse un estado de Limbo Médico; en una existencia estancada, no manipulable y llena de incertidumbre. Ese espíritu está atrapado entre este mundo y el siguiente. Por lo tanto, la siguiente pregunta a meditar debe ser: *¿Me aferro a prolongar su estancia o lo dejo ir?*

☙ ❧

El amor verdadero no tiene un final feliz, porque el amor verdadero nunca termina. Dejar ir es una forma de decir, te amo.

Desconocido

CAPÍTULO CINCO

Entorpecer La Despedida Final o Dejar Ir Al Ser Amado

Hay dos verdades universales que son la fuente de tanto sufrimiento: las *ataduras* (piensen en ello como un vínculo o conexión, que se crea) y las *expectativas poco realistas*. Formamos conexiones con ideas, ideologías, sexo, dinero, trabajos o profesiones, una filosofía particular, la vida, personas y casi todo lo que se le ocurra en este mundo. Estas conexiones son fuentes de dolor y angustia ya que todas son, por su naturaleza, efímeras. Las esperanzas poco prácticas aumentarán en gran medida el grado de miseria porque no se basan en la realidad. Las fuentes comunes de sufrimiento son las asociaciones que formamos con otras personas en nuestra vida y las expectativas irreales de que estarán con nosotros para siempre.

Nineska M. del Rosario, M.A., C.R.S, mientras deliberábamos sobre el contenido de este libro, me mencionó que «...había visto personas en terapia que estaban teniendo dificultades con los miembros de la familia que no trataban de resolver sus diferencias acerca de la idea de que si estarían presente para siempre». Aborrecemos la idea de que alguien que amamos pueda morir. Creo que todos estamos conscientes y subconscientemente familiarizados con nuestra propia mortalidad. Sin embargo, debido a la naturaleza transitoria de nuestra existencia, tratamos de anclarnos a este mundo y a esta realidad formando conexiones con numerosas cosas materiales.

Estas ataduras se producen de muchas maneras y en varios grados. Se crean lazos poderosos con respecto a la vida y sus placeres físicos. Emociones como las asociadas con el amor, la ira, la codicia, el odio, los resentimientos y las preocupaciones son todas bastante comunes. También se pueden formar fuertes vínculos con el éxito, el poder y la vida, así como con una filosofía o religión.

Muchos vínculos se combinan y estos pueden llegar a ser muy potentes. Por ejemplo, usted puede llegar a estar atado al hogar de su infancia y los recuerdos asociados con esa etapa de su vida. También puede formar asociaciones con objetos simples que están coligados con los recuerdos de miembros de la familia pasados o presentes. Estos lazos pueden involucrar cualquier cosa como vestimentas, joyas, fotos, decoraciones, implementos de cocina y herramientas por nombrar algunos. Además, usted puede estar apegado a las emociones que provocan tales objetos debido a que sirven para traer recuerdos agradables (o desagradables). Tales lazos, cuando son firmes, también pueden mantenerle a usted viviendo en el pasado, mientras que las expectativas pueden mantenerle enfocado en el futuro. El resultado es que dejas de vivir, porque la vida ocurre en el presente, ¡en el aquí y ahora!

Muchos apegos son menores y otros son de naturaleza transitoria. Algunos están tan profundamente arraigados dentro de nosotros que nos resulta difícil dejarlos ir, incluso cuando nos enfrentamos al final de la vida. Ahora, los efectos generales de algunos enlaces poderosos frecuentemente se incrementan de manera exponencial, siempre dependiendo del conjunto de anticipaciones que se asocian con un apego en particular. Cuanto más improbable sea la expectativa, más difícil será deshacerse de esa atadura. Estas fijaciones que creamos y las expectativas que le acompañan varían dependiendo de la visión privada y subjetiva acerca del mundo y sus contenidos.

Para complicar aún más las cosas, estos apegos y las expectativas efímeras a menudo son creados y alimentados por el entorno cultural en el que vivimos. Y, lo más importante, es que formamos vínculos fuertes y profundamente arraigados con nuestras relaciones y con las personas involucradas. Estas personas podrían ser miembros de la familia, novios, novias, amantes, maridos, esposas, hijos, amigos e incluso mascotas. Normalmente, formamos lazos extremadamente intensos dentro de nuestro núcleo familiar, la familia extendida, amigos y amantes.

Igualmente, poderosos son los que se forman cuando creamos nuestro propio núcleo familiar (esposo, esposa, hijos, sus familias extendidas, etc.). ¡Estos apegos y expectativas crean una enorme cantidad de sufrimientos para todos nosotros! ¿Usted podrá preguntar, por qué? La respuesta es bastante simple (o así parece). Sólo hay un constante en este universo y es que todo cambia, como, por ejemplo: nuestros cuerpos, nuestra estructura celular, nuestra salud, nuestra forma de pensar, nuestros sentimientos, nuestras ideas, nuestras filosofías y nuestras creencias. Lo mejor que podemos esperar es que los cambios que se produzcan estén en un curso paralelo al de nosotros o, por lo menos, que sean positivos.

Pero esto no es lo que se nos lleva a creer porque nuestra sociedad es bastante habilidosa para crear ilusiones. Por lo tanto, nuestra cultura crea la ilusión de que podemos llegar a ser eternamente jóvenes y que todas las enfermedades pueden ser conquistadas, así como nuestra mortalidad. La verdad es «...que, a pesar de las promesas de la tecnología, la fragilidad humana en presencia de la muerte ha cambiado muy poco. La fe que los estadounidenses ponen en la ciencia y la tecnología ha inculcado expectativas inviables de control dentro del estado de ánimo estadounidense. El resultado de estas expectativas es que los sentimientos de impotencia se agudizan aún más cuando la muerte llama a nuestra puerta y nos vemos obligados a enfrentarla directamente» (Moller, 2000). Muchos de nosotros pasamos por la vida como si fuera interminable. La verdad es que indiscutiblemente todos envejeceremos, enfermaremos ¡y todos moriremos!

Evitando Lo Inevitable

Los seres humanos tienen la tendencia de tratar de aplazar lo inevitable. Y la tecnología moderna ha causado una exacerbación de esta predisposición. Lo triste es que ciertas cosas en la vida no se pueden evitar. Por ejemplo, con todos los avances en cirugía plástica, implantes artificiales, procedimientos quirúrgicos y medicamentos, envejeceremos. Independientemente de todos los procedimientos e implantes a los que usted se haya sometido, eventualmente de nada le servirán. Estas medidas constituyen una panacea que, con el tiempo, empezará a evaporarse como la belleza de una flor. Así que en lugar de envejecer con gracia y mantener un aspecto juvenil debido a una vida saludable, buscamos las soluciones que sean más rápidas. Mi esposa a menudo se ríe y dice que quiere envejecer con gracia, dignidad y con las arrugas suaves que ha adquirido a través de la vida.

Debido a estos impulsos hemos logrado la cura de muchas enfermedades; pero a la misma vez, al menos en el mundo occidental, surgen nuevas enfermedades mientras que otras se hacen más virulentas debido a las mutaciones genéticas. Esto será cada vez más frecuente debido a los avances modernos y nuestra habilidad de viajar por el mundo, junto con nuestra constante manipulación de la naturaleza. Por lo tanto, hoy día tenemos la enfermedad de SIDA y unas cuantas infecciones farmacorresistentes como el VRE (enterococos resistentes a la vancomicina), el SARM (estafilococo resistente a la miticilina), la C-DIFF (infecciones de clostridium difficile) y la tuberculosis. Incluya aquellos organismos con los que la humanidad se ha entrometido para crear armas biológicas y se puede ver que no hemos conquistado nada, sino que hemos creado enfermedades con el potencial de acabar con una buena parte de la población humana del planeta.

Algunas de estas «superbacterias» son el resultado directo del uso indiscriminado de antibióticos. Tenemos una enorme variedad de medicamentos, todos los cuales tienen un potencial increíble para crear otros trastornos que no estaban presentes anteriormente. Por lo tanto, se administran medicamentos, en muchas ocasiones, indiscriminadamente. Entonces, se le dan otros medicamentos para contrarrestar los efectos adversos de las medicinas anteriormente administradas.

Parece que nos hemos olvidado de que un número sustancial de nuestras dolencias son autolimitantes. Una enfermedad autolimitante es una enfermedad que se resolverá sin efectos duraderos en la persona. Pero vivimos en un estado que está gobernado por el reloj y, como resultado, buscamos soluciones inmediatas a todos los problemas. Esto nos impulsa a buscar una intervención médica donde no se necesita ninguna.

Desgraciadamente, muchos médicos responden tratando al público, en lugar de educar, por temor a revisiones desfavorables. Lamentablemente, se nos lleva a creer que podemos vencer nuestra mortalidad.

Nuestro instinto de supervivencia está reforzado para garantizar la continuación de la especie. Creo firmemente que parte de este sentido de supervivencia instintiva incluye la formación de relaciones vinculadas a los aspectos materiales de nuestra existencia. Estos son anclas ilusorias que representan la solidez de nuestro mundo material. Estos apegos a los seres queridos, las cosas materiales y los deseos fuera del alcance asociados con ellos, conducen a mucho dolor y sufrimiento.

Así que, a medida que se acerca la muerte, luchamos por aferrarnos a nuestras propias asociaciones con el mundo físico y a nuestros seres queridos. La familia y los amigos que comparten ese mismo apego también se aferrarán al moribundo, lo que resulta en prolongar el proceso de morir.

Para ilustrar, un amigo mío comenzó a escribir una anécdota para este libro y me dijo que no podía seguir escribiendo. Le pregunté por qué y me dijo lo siguiente: *Mientras escribía la anécdota asociada con la muerte de mi madre, me di cuenta de que la había hecho pasar tanto que me sentía culpable.* También había un sentimiento de culpa porque le resultaba extremadamente difícil estar cerca de ella cuando ella se estaba muriendo. Sentía que no podía ayudarla en ese momento. Conozco bien a esta persona y sé que él es, en todos los aspectos, un hijo amoroso y cariñoso, que sacrificó mucho en nombre de su madre enferma. Él no tiene la culpa, porque actuó con amor y guía de los médicos de su madre. Su inclinación natural era de no dejarla ir.

No es inusual que los miembros de la familia sientan remordimiento por haber prolongado innecesariamente la muerte de su ser querido. Una vez más, recordamos el viejo proverbio que está lleno de significado: *el camino al infierno está pavimentado con buenas intenciones* (Ray, 2019). En pocas palabras, nuestras intenciones, por nobles que sean, pueden tener consecuencias muy indeseables. Debemos aprender a pensar, no sobre sí mismo y lo que *está* sintiendo, sino sobre el que se enfrenta al final de la vida. Si es usted el que está padeciendo de una enfermedad terminal, entonces se trata de usted y de lo que usted quiere, no lo que quieran los demás.

Otra situación en la que estuve directamente involucrado ejemplifica cómo una persona moribunda puede aferrarse a la vida, para cumplir el deseo de ver a un ser querido antes de morir. Recuerdo claramente que un amigo de la familia me llamó. Su padre estaba aproximándose a la muerte debido a demencia avanzada y sepsis (infección). Mi padre y yo fuimos a pasar algún tiempo con la familia. Lo conocía bien y sabía cuánto amaba a sus nietos. Sus nietos estaban todos cerca, excepto uno que estaba en el ejército. Después de pasar algún tiempo con ellos le susurré al oído que estaba bien el irse; que su nieto estaba en otro estado y no podía llegar lo suficientemente rápido, sino que lo vería desde el otro lado. Al día siguiente fui como de costumbre a trabajar al hospital, cuando recibí una llamada de mi padre para decirme que había fallecido temprano esa mañana y que había muerto en paz. Su amado nieto no pudo llegar a tiempo para despedirse de él en persona. Esta es una de las razones por la que una persona moribunda puede aferrarse a la vida.

Debemos recordar que la muerte «...viene en su propio tiempo y a su manera». Y que «...es tan única como el individuo que la está experimentando» (Karnes, 2014). Desafortunadamente, hay otras razones por las que los moribundos pueden permanecer más allá de su tiempo asignado en esta tierra:

- El deseo de ver a alguien a quien amas y sentir su presencia por última vez. Recuerde que los moribundos a menudo no se aferrarán a sí mismos, sino a sus seres queridos.

- Los asuntos pendientes tienden a ser poderosos. Estas ataduras son creadas en diversas formas y de cualquier cosa; desde lo estrictamente material (bonos, dinero, propiedades, fama, etc.) hasta los sentimientos más elevados del ser humano como lo es el amor a la familia o a una persona en particular.

- El miedo a la muerte y a lo que puede venir después que uno muere. Este temor puede surgir independientemente de sus creencias religiosas o de la falta de ella. He visto a los ateos pedir perdón «por si acaso». Esto es especialmente poderoso si la persona teme algún tipo de castigo por errores reales o percibidos. Los sentimientos de culpa alimentarán el miedo a la muerte, debido a la idea de una retribución después de la vida. Una de las muchas razones por las que los sistemas de creencias son importantes es que ayudan a aclarar esos sentimientos de culpa.

- Temor por lo que les puede suceder a los que aman después de su muerte. Este temor puede involucrar cosas como preocupaciones financieras y la unidad familiar. Preocupación por un cónyuge o hijo que esté padeciendo de alguna enfermedad.

- Renuencia a ceder el control a la inevitabilidad de la muerte.

- El enorme tirón que siente el moribundo de los miembros de la familia que les están rogando que no se «vaya». ¡Una petición extremadamente poderosa! Recuerde que, aun estando el paciente en coma, el espíritu todavía puede oír.

Durante mi carrera, he ofrecido consejos a muchos pacientes y familiares que estaban pasando por este proceso de perder a una persona amada. A lo largo de los años, he desarrollado un sentido del tiempo con respecto a estos casos. No me acerco a la familia a menos que estén abiertos al tema asociado con el final de la vida y sólo después de haber establecido una buena relación. Siempre les aconseje a que hablen con su ser querido, individualmente y en privado. Ay que tener presente que para «…algunos es un momento para dar y recibir el perdón» (McEntyre, 2015). Por lo tanto, recomiendo no dejar nada sin decir, pedir perdón por transgresiones reales o percibidas y prometer que los que quedan atrás seguirán amándose y cuidándose el uno al otro. Hacer esto es extremadamente beneficioso para la persona moribunda, al igual que para la familia y las amistades. Desahogar las transgresiones reales o percibidas contra un ser querido puede ser bastante catártico. Le sorprendería la diferencia que esto hace para los moribundos. Por lo general, una vez que esto ocurre, el paciente morirá poco después en paz.

Darle la despedida a un ser querido es quizás una de las acciones más difíciles y compasivas que uno puede realizar en nombre de alguien que amas. «Aunque no quieras que muera. Incluso si crees que no puedes vivir sin ellos, ...deberías dejar que de este mundo cruce al otro. Y a veces necesitan saber que está bien que se marchen. De hecho, a veces están esperando su permiso para irse» (Dyck, 2011). Nuestra respuesta instintiva es aferrarnos a aquellos que amamos debido a los lazos y sueños poco realistas que hemos forjado. Recuerde que, en la mayoría de los casos, las personas saben o sienten cuándo emprenden ese viaje final. A pesar de que usted puede negar externamente la realidad de la situación, la persona que se está muriendo a menudo guarda el silencio para no herir sus sentimientos.

No debemos olvidar que el amor es frecuentemente muy posesivo y egoísta. Sé, sin duda, que la mayoría de las personas no quieren perder a un ser querido y sin importarle su edad. Y después que suceda lo inevitable, nos enfrentamos a la habitación vacía, a nuestros recuerdos, a nuestros sentimientos hacia ese ser querido, sus sonrisas, sus bromas, sus caricias y las innumerables cosas que nos hicieron amar a esa persona muy especial. Y, sin embargo, la verdadera esencia es ese espíritu que se manifiesta en ese cuerpo físico. Es esa esencia y esa conciencia que es inmortal. Tratamos de llegar a un acuerdo con nuestra existencia transitoria y aquellos que amamos. Nos decimos a nosotros mismos, cuando es una persona mayor que se aproxima al final, que han tenido la oportunidad de haber disfrutado de una larga vida. Sentimos la muerte del niño mucho más debido a su inocencia y al hecho de que no tuvieron la oportunidad de experimentar la vida. Recuerde que la muerte no discrimina: la muerte es el gran ecualizador.

Aparte de lo profundo y respetuoso que sea su amor, trate de no decirle a un ser querido que se está muriendo, «Por favor, no me dejes», «No sé lo que haré sin ti» o cualquier declaración similar. Está bien decirles cuánto los amas y prometerle que vas a cuidar de sí mismo y del resto de la familia. La incapacidad del paciente moribundo para dejar su envoltura material puede indicar «...asuntos pendientes o la necesidad de una reconciliación que haya sido previamente no identificada» (Williams-Murphy & Murphy, 2011). Dele usted permiso para morir tal vez diciendo algo como: «Si ha llegado el momento de tu partida, entonces emprende tu vuelo; está bien que te vayas y seguiremos cuidándonos el uno al otro». Por profundo y respetuoso que sea su amor, el enfoque debe estar en sí mismo si eres el que está próximo a morir. De lo contrario, el enfoque debe estar en su ser querido que se está muriendo. Ame plenamente, sumérjase completamente en ese amor, apreciándolo, nutriéndolo, pero sin deseos irrazonables. Ama incondicionalmente amando la esencia, el espíritu que está encarnado en ese ser amado, porque eso es lo que nunca cesará. Y, cuando se ama con tanta pasión y a tal profundidad, el mayor acto de amor es dejar ir al ser amado cuando llegue ese momento.

Dejar Ir A Un Ser Querido

Formamos vínculos tan poderosos que «...estamos aterrorizados en dejar ir y de vivir en absoluto, ya que aprender a vivir es aprender a dejar ir. Y esta es la tragedia y la ironía de nuestra lucha por resistir: no sólo es imposible, sino que nos trae el dolor que estamos tratando de evitar» (Rinpoche, 2002). ¡Dar permiso a una persona moribunda para irse de este mundo NO es desear su muerte! ¡Es, de hecho, el acto final del amor desinteresado! Nosotros, los que quedamos atrás, somos los que soportaremos la carga de nuestra pérdida o, mejor dicho, nuestra separación de los que amamos. Permita a su ser querido una *buena muerte* permitiéndoles morir en casa, siempre que sea posible, rodeados de caras conocidas en lugar de extraños.

También he sido testigo de numerosas muertes en la unidad de cuidados intensivos, muchas de las cuales ocurrieron mientras el paciente estaba solo. En algunos casos, estaban alerta y en otros no lo estaban. Recuerde, sin embargo, que la audición es el último sentido que se pierde. ¡Piense en la paz y el enorme sentido de amor que su ser querido experimentará mientras le sostiene su mano, al mismo tiempo que le está diciendo cuánto lo ama y que está bien que emprenda su último viaje! Dejar ir a un ser querido o aferrarse a ellos es un acto íntimo y muy personal.

Muchas veces pienso que cuando lloramos la muerte de alguien que amamos, estamos de luto por *nuestra* pérdida en lugar de su muerte. ¿Por qué digo esto? Porque, aunque sabemos que nuestro ser querido ya no estará sufriendo, ni sufrirán una muerte prolongada y a menudo dolorosa, nosotros, por el otro lado, somos los que quedamos atrás. Lloramos por lo que teníamos y disfrutábamos, pero ya no podemos tener en esta vida y sentimos el dolor de perder ese apego. También lloramos el vacío de las aspiraciones incumplidas: los planes para el futuro, la risa, la alegría, el amor y la presencia misma del que se ha ido de este mundo. No es raro que los moribundos ofrezcan el alivio al viviente. ¡Recuerde que los lazos de amor no se rompen tan fácilmente!

Dejar ir a sus ataduras y sus expectativas asociadas requiere que usted eche una mirada cercana e íntima a su verdadero yo. Es necesario desnudar su alma y someterla al escrutinio. Hay ciertos aspectos básicos de su ser que usted necesita mirar bajo la luz de la «verdad». Estos mismos aspectos se pueden aplicar a un ser querido que se está muriendo:

- Primero que nada, hay que pregúntese ¿qué es lo que hace que su vida valga la pena vivirla? Basándose en su propio criterio o el de un ser querido: ¿quisiera usted seguir adelante o quisieran ellos continuar en esas condiciones? Si puede, mire hacia atrás a lo largo de su vida y luego avance hacia el presente. Haga esto porque, como usted ya sabe, todo cambia. ¿Cuáles fueron las cosas que más disfruto? ¿Fue su independencia, su creatividad, su capacidad para interactuar con familiares y amigos? ¿Fue el trabajo que hizo con sus propias manos, las cosas que creo, la música que tocó y disfrutó, bailando con su pareja o jugando a la pelota con su hijo(a)? Sé que, a medida que envejezcamos, habrá actividades que ya no podremos realizar ni disfrutar. Pero, al final, lo que importa es su independencia y capacidad de interactuar, de alguna manera significativa. Piense en estas cosas y luego evalúe sus habilidades actuales para continuar con esas interacciones. Piense en las situaciones que pudieran surgir y usted encontraría insoportables.

harían que la vida no valga la pena vivirla. Piense si quiere seguir en su estado actual o no.

- A continuacion, se deben mirar esas cosas que no quisiera soportar y las cosas que le robarían la calidad de vida. Estas variarán de persona a persona, pero compartiré con ustedes aquellas cosas que harían que mi vida no valga la pena vivirla: me gusta ser independiente y capaz de cuidar de mis propias necesidades; estar postrado en una cama y no poder mantener mi higiene personal es algo que no me gustaría; encontraría sumamente difícil el contemplar un tubo de alimentación o una bolsa de colostomía; ni me gustaría convertirme en una carga para mi amada esposa, a pesar de que sé que ella cuidaría de mí hasta mi último aliento. El no querer vivir bajo ciertas condiciones NO es un signo de debilidad o de cobardía. Recuerde que usted no tiene que sufrir para expiar las transgresiones pasadas reales o percibidas. Lo que suceda en el más allá depende de su estado mental, emocional y espiritual al dejar atrás este plano material. Es un diálogo íntimo entre usted y su Creador. Haga las paces contigo mismo y con el mundo que le rodea. El arrepentimiento ocurre en el corazón y en el espíritu. Las palabras de contrición no tienen sentido si no provienen de lo más profundo de su corazón y de su alma. ¡Espere una nueva vida sin dolor ni sufrimiento y consuélese con el hecho de que volverá a ver a sus seres queridos!

- Considere lo que sería morir en una unidad de cuidados intensivos, mientras trata de soportar el infierno tecnológico. Se ha llamado infierno tecnológico por una razón muy simple; pues la misma tecnología médica que puede prolongar su vida también puede prolongar su muerte. ¿Ir a un asilo de ancianos o a un centro de cuidados agudos a largo plazo es una opción para usted? La verdad es que le resultaría difícil conocer a un trabajador de la salud ir a un asilo de ancianos de un centro de atención aguda a largo plazo. No todos son iguales, pero los buenos están financieramente fuera del alcance de la mayoría de la gente. No sé lo que usted haría, pero yo optaría por irme a casa.

- ¿Estaría usted dispuesto a mantenerse vivo si su habilidad para pensar y comunicarse desapareciera? Acepto como cierto que el cerebro es el mecanismo que permite a la fuerza vital expresarse en nuestro plano material. Una vez que el cerebro está dañado, ese espíritu ya no puede expresarse y se encuentra en un estado de limbo, ni completamente unido y ni totalmente liberado. Si se encuentra aferrado o deseando que un ser querido se aferre, trate de averiguar las razones por las cuales esto pudiera ocurrir. ¿Es por su familia o por el mismo? ¿Cuál es el propósito de aferrarse, al final de la vida, a este mundo? ¿Qué resolverá? Los miembros de la familia pueden que no quieran que se vaya, pero si ha llegado su partida, entonces váyase en paz. Cada cual tiene sus caminos a seguir al igual que usted ha seguido los suyos.

- Lo que suceda con las cosas materiales que dejes atrás debe de ser inconsecuente. Es posible que hayas oído el viejo dicho, «No te lo puedes llevar contigo». Estar preocupado por los aspectos materiales de la vida durante el proceso de la muerte, es un signo de estar seriamente apegado al mundo material. Es comprensible que se preocupe por los aspectos materiales de los que dejas atrás. Es aceptable que trate de proveer para aquellos que amas, incluso después de su muerte. Al final, sin embargo, cada individuo tiene su camino kármico y evolución espiritual que incluye sus propias pruebas y tribulaciones en el plano material. Esto no es una excusa para no importarle. Es una realidad que independientemente de lo que haga, su propio guion privado seguirá su curso.

- Tenga en cuenta que algunas situaciones pueden parecer desesperadas, así que les sugiero que le den tiempo a que las condiciones evolucionen. No deseo la muerte ya que disfruto mi vida. Por lo tanto, me gustaría pensar en varias posibilidades que, por supuesto, variarían de un caso a otro. Esta es una de las muchas razones por las que tener la verdad es tan importante. Le dará la libertad de tomar decisiones inteligentes con respecto a su futuro o la de un ser querido.

Con un verdadero pronóstico podré tomar las decisiones y los preparativos correctos para mi muerte. Me dará la oportunidad de vivir el resto de mis días de la mejor manera posible que desee, ¡no estar rodeado de extraños, máquinas, tubos, medicamentos, etc.! Preferiría morir en casa rodeado del amor de mi familia y de la compañía de mi amiga, mi amante, mi pareja, mi Llama Gemela, ¡mi esposa! Doy la bienvenida al cuidado de hospicio (son personas verdaderamente maravillosas y cariñosas) y aceptaré los medicamentos para aliviar el dolor. Me gustaría hacer mi transición de este plano de existencia al siguiente mientras estoy consciente. ¡Después de todo, este será el comienzo de otra gran aventura! No deseo ser resucitado o que se tomen medidas heroicas si me estoy muriendo.

El proceso de morir no implica necesariamente una enfermedad o condición terminal. Al final, nuestra fuerza vital comenzará a disminuir y entraremos en esa última fase. No me gustaría ser intubado o ponerme en soporte vital si no hay posibilidad de recuperar una existencia significativa. Confío en mi esposa implícitamente y sé que ella honrará mis deseos como yo honraré los suyos. No quiero desperdiciar momentos preciosos en los consultorios médicos, salas de emergencia, en hospitalizaciones innecesarias que no resolverán nada, procedimientos inútiles, etc. Preferiría pasar ese tiempo con mi ser querido, en el presente, ¡en el aquí y ahora!

Los pensamientos expresados anteriormente se pueden aplicar si usted está enfrentando la muerte de una persona allegada. Primero, obtenga la verdad porque sin ella se encontrará impotente. Está bien llorar antes de perder a un ser querido. Esto se llama *dolor anticipatorio*. Este es el dolor que se experimenta antes la pérdida real de ese familiar. Se basa en el conocimiento de que la persona se está muriendo.

Enfóquese En Lo Positivo

Trate de no derramar sus lágrimas en la presencia del moribundo. ¿Por qué? Porque esto puede prolongar fácilmente el proceso de morir ya que su ser querido, en la mayoría de los casos, querrá evitar hacerle daño o causarle sufrimiento. Sin embargo, si lloras en su presencia, no se sienta culpable ni se detenga en los aspectos negativos de la situación, trate de enfocarse en lo positivo. No piense en la muerte, sino en el hecho de que la vida continúa más allá de la muerte física. Concéntrese en todas las ocasiones positivas y felices de su relación con la persona que se está muriendo. Reconozca el tiempo que han pasado juntos. Agradezca las lecciones que se enseñaron mutuamente: las lecciones que les permitieron crecer como seres humanos y la sabiduría que se adquirió a través de sus interacciones. Hágale saber lo mucho que significaron para usted y que se les echarán de menos. Pero, sobre todo, dele permiso para irse y asegúrele que usted se cuidará y que la familia se cuidará el uno al otro. Si crees en una vida después de la muerte, entonces tenga consuelo en el hecho de que la muerte no es más que una interrupción y que pronto, sus caminos se cruzarán una vez más.

 C3 80

Lo mejor y lo más seguro es mantener un equilibrio en su vida, reconocer las grandes potencias que nos rodean y que existen en nosotros.
Si puedes hacer eso y vivir de esa manera, usted es realmente un hombre sabio.

Eurípides

C3 &O

¡Vaya con confianza en la dirección de sus sueños!
Vive la vida que has imaginado.
A medida que simplifiques tu vida, las leyes del
universo serán más simples.

Henry David Thoreau

CAPÍTULO SEIS

Análisis y Reflexiones

A Los Del Campo De La Atención Médica

Como proveedores de atención médica, lo unico que debemos siempre contemplar es el bienestar de nuestros pacientes. Sería de gran beneficio si todos los que trabajan en el campo de la medicina como los médicos, enfermeras, terapeutas de vías respiratorias, asistentes de médicos y otros profesionales de la salud hayan tenido cierto grado de exposición al tema de este libro. Algunos pensaran que no es necesario, debido al tiempo que llevan ejerciendo su profesion. La realidad es que este es un tema que no se aborda adecuadamente en las universidades.

Independientemente de cómo nuestra educación médica nos haya adoctrinado, la verdad sigue siendo que la muerte es una realidad que debemos abordar. Nuestra educación debe seguirse continuamente en nombre de nuestros pacientes y sus familias. En la atención médica, el tema asociado con el final de la vida suele ser, hasta cierto punto, ignorado. Como resultado, frecuentemente nos encontramos en desacuerdo cuando nos enfrentamos a la muerte y sus procesos.

Existe cierto grado de temor cuando se trata este tema con la familia o el paciente. De hecho, es una cuestión delicada, pero es un tópico que indudablemente no desaparecerá. Es la responsabilidad de nuestro sistema educacional el de incorporar los materiales educativos necesarios para abordar estos problemas a medida que cuidamos a nuestros pacientes y sus familias.

Recuerde Por Qué Eligió Su Profesión

Afortunadamente fue porque desde muy joven, sintió un deseo profundo y perdurable de ayudar a otros seres humanos. Pero si eligió la atención médica como profesión por alguna otra razón, usted sigue siendo responsable de llevar a cabo sus deberes con un alto grado de profesionalismo. De lo contrario, es hora de considerar otro oficio. Hago estas declaraciones porque me he encontrado con profesionales de la salud que escogieron esta profesión solamente porque paga bien y debido a la seguridad de empleo que ofrece. En otros casos, fue porque se esperaba que siguieran los pasos de algún miembro de la familia. Si encuentra que verdaderamente no es para usted, entonces hágale un favor a sus pacientes y familiares y búsquese otra carrera.

Recuerde siempre de tratar a sus pacientes como si fueran miembros de su familia. Tenga en cuenta el viejo proverbio bíblico: *Hazle a los demás lo que quisieras que te hicieran a ti.* ¿Cómo le gustaría que le trataran a usted o a alguien a quien usted ama? En cualquier caso, los mejores profesionales de la salud que he conocido a lo largo de mi carrera eligieron esta profesión porque sentían que era su vocación.

La Diferencia Entre Ser Un Practicante De Su Profesión y Un Sanador

Nuestro modelo biomédico de medicina trata a los seres humanos como un organismo que a veces funciona mal y que requiere intervenciones tecnológicas para restaurarlo a un nivel funcional o semi funcional. Cuando uno se acerca a esta profesión desde la perspectiva biomédica uno es sencillamente un practicante de dicha profesion por muy bueno que sea. La mayoria de los seres humanos tienen la tendencia a compartimentar todas las cosas, incluyendo nuestras profesiones. Cuando esto ocurre, nos concentramos tanto que nos olvidamos de una multitud de cosas que juntas comprenden un estado saludable.

Utilizo el término sanador de una manera casi tradicional. Un sanador es un individuo que reconoce que las personas son mucho más que un organismo biológico complejo. Un sanador considera y está consciente de la realidad multidimensional de todos los seres humanos: lo físico, lo mental, lo emocional y lo espiritual. Un sanador reconoce que cuando una de estas dimensiones es afectada por algún desarreglo o enfermedad, las otras tres también se ven afligidas. Por lo tanto, todos debemos ser conscientes y sensibles hacia el individuo en su conjunto. Esto no significa que todos debamos convertirnos en psiquiatras, psicólogos o consejeros espirituales. Sin embargo, ser consciente y sensible sacará a la luz problemas que antes eran desconocidos y que podrían estar afectando la salud y la recuperación de su paciente. Estar consciente de como una enfermedad afecta los diversos niveles de la persona; permitirá al practicante el recomendar que el individuo vea a estos otros especialistas. Esto requiere un nivel más profundo de comunicación. Todo lo que se necesita son algunos momentos adicionales para observar, escuchar y «sentir» verdaderamente la energía o la atmósfera que rodea a su paciente o a cualquier otra persona que pueda estar presente.

Los seres humanos también son criaturas sociales y prosperamos con el tacto humano y la interacción. De hecho, la pérdida de tales interacciones pudiera conducir potencialmente a que el paciente pierda el deseo de seguir viviendo. Un sindroma que se conoce como la *Incapacidad de Prosperar.* La Incapacidad de Prosperar «...no es una sola enfermedad o condición médica; sin embargo, es una manifestación inespecífica de una condición física, mental o psicosocial subyacente» y hay tres factores precipitantes entre otros que pueden conducir a esta condición: «la Depresión», «Deserción de la familia y amigos (aislamiento social)» y «la Desesperación (renunciar)» (Ali, 2015). Creo que este proceso puede comenzar cuando algunas personas sienten que su vida está llegando a su fin. Más aún cuando sienten o intuyen que a otros no les importa o, en algunos casos, porque se ha producido un distanciamiento entre la persona y otros miembros de la familia. ¡Es como si estos individuos hubiesen perdido su voluntad de vivir!

Ser consciente de los aspectos multidimensionales de los seres humanos, puede sacar a la luz cuestiones sutiles que de otra manera pudieran escapar a nuestra atención. Esta percepción de su paciente le permitirá buscar la ayuda adecuada.

La Comunicación Va Más Allá De Las Simples Palabras

La comunicación abarca palabras, expresiones faciales, posturas corporales, contacto visual y el intercambio de energia que siempre ocurre. Sé que todos estamos acosados por las limitaciones del tiempo y el hecho de que siempre nos están observando. Tenemos enormes cargas de trabajo, cientos de medicamentos para dar, trazar, tomar llamadas y muchas otras tareas. Todo el mundo tiene prisa y cuando esto sucede comenzamos a perder el contacto con nuestros pacientes y sus familiares. Por encima de todo, tenemos nuestra vida privada con sus altas y bajas.

Además, sepa que la falta de comunicación es una de las quejas más frecuentes que tienen los pacientes y sus familiares, especialmente con respecto a los médicos involucrados en el caso. Entiendo las presiones que experimentan los médicos, especialmente con el tremendo número de pacientes que tienen que atender. Sin embargo, unos minutos más harán maravillas para su práctica y, lo que es más importante, para sus pacientes.

La realidad es, sin embargo, ¡que estamos allí para nuestros pacientes y por ninguna otra razón! Olvídese de la verborrea escrita que se nos dicen que usemos. La mayoría de los pacientes tienen un radar de detección de mentiras incorporado y pueden notar la diferencia. Sea sincero en su preocupación y en el cuidado que le suministra al paciente; ¡no lo finja!

Al hablar con sus pacientes trátelos como seres humanos. Compórtese como usted lo haría en una situación social regular y no con una apariencia de rigidez en su rostro, que se interpretaría como frialdad, distanciamiento e indiferencia. *Desarrolle la habilidad de discernir el carácter de sus pacientes.*

Por ejemplo, hay muchos pacientes con los que hablo usando su nombre de pila, mientras que otros utilizo un lenguaje más formal como por ejemplo señor, señora o señorita. Otros los saludos sin tanta formalidad como «¿Que tal, como le va hoy?». En muchos casos, bromeo con ellos y los hago reír. Todavía les enseño, les doy sus medicamentos y les doy seguridades siempre que sea posible. Respondo a sus preguntas médicas al enseñarles y para aquellas cosas fuera de mi alcance, las remito a las personas adecuadas. ¡Utilice su intuición y sus conocimientos, pero sobre todo sea real!

Con los pacientes que están en apuros, utilizo un enfoque práctico tales como el ponerle una de mis manos en el hombro o sobre su mano. También uso lo que llamo la voz «sanadora». Las palabras y la forma en que se utilizan y se pronuncian pueden y tienen un impacto poderoso en las personas. Por lo tanto, modulo mi voz para que lleve una sensación de seguridad, paz y tranquilidad. Es una voz que calma la energía y que está llena de confianza. Esta voz, sin embargo, no es algo que se ensaya porque proviene de un deseo sincero de calmar a los que están enfermos. Usted puede falsificar esta voz, pero los efectos no serán los mismos. ¿Siempre tiene éxito? No, porque depende de la receptividad del paciente. Mis experiencias me indican, sin embargo, que el uso de una voz sanadora generalmente tendrá algún efecto positivo.

Otra forma de establecer buena comunicación y a la misma vez demonstrar el respeto hacia le persona es aprendiendo a pronunciar su nombre correctamente. Hago esto todo el tiempo y usted se sorprendería de las respuestas positivas del paciente y otros que pueden estar presentes. Hay tanto que se confiere a un nombre: el significado de ese nombre, vínculos con su ascendencia y si está íntimamente entrelazado con la persona en su conjunto. Aprender a pronunciar el nombre de una persona es una señal de sumo respeto. Ahora lo verán diferente, como un individuo respetuoso que se tomó el tiempo por aprender a pronunciar su nombre.

Sensibilidad Cultural y Étnica

Sonrío cuando tomo las clases de sensibilidad cultural encomendadas. Sonrío, porque las considero inadecuadas y superficiales. Si francamente quieres aprender sobre otra cultura, tómate el tiempo para investigar. Mas hoy día con la facilidad del Internet y las aplicaciones disponibles para los celulares. Mejor aún, pregúntele a un miembro de esa cultura o tómese el tiempo en conocer a alguien de esa cultura. Abra su mente y aprenda. Es posible que se sorprenda de las maravillosas experiencias que se ha estado perdiendo.

Además, es posible que se asombre gratamente de lo mucho que compartimos con otras culturas. Concéntrese en las similitudes y paralelismos que existen en lugar de las diferencias. Sin embargo, una de las mejores maneras de mostrar la sensibilidad cultural es siendo respetuoso pero inquisitivo.

He escuchado con frecuencia compañeros de trabajo hacer comentarios despectivos sobre otras culturas como, «Dios mío, ¡esos latinos son tan ruidosos y el cuarto lleno de ellos!». Lo que deben de tener en cuenta es que su paciente tiene una gran red de apoyo, de personas amorosas, que vienen para hacer que ese paciente se sienta bien. Sí, está bien recordarles que están en un hospital, pero no menosprecien estas interacciones.

Otra forma de mostrar sensibilidad cultural es aceptando el hecho de que vivimos en una sociedad multicultural. ¡No se ofenda cuando alguien está hablando su idioma nativo! ¿Harías lo mismo si la situación fuera a la inversa? Es natural que las personas retornen a su lengua materna. Deje de ser tan paranoico con las personas de otras culturas o grupos étnicos. Cuando esto ocurre es porque ¿obviamente se siente tan inseguro o egocéntrico como para pensar que todos a su alrededor están hablando de usted? Hablas de otras personas también, excepto que lo haces a sus espaldas o a puerta cerrada. Así que, ¿Qué importa lo que la gente diga, si ese es el caso! Después de todo, usted no sabe si lo están elogiando.

¡Sea sensible aceptando el hecho de que no todo el mundo fue capaz de aprender inglés! El inglés no es un idioma fácil de aprender y se vuelve aún más difícil con la edad. En algunas culturas no es inusual que una ama de casa y una madre permanezca en la casa cuidando a los niños mientras que los hombres salen y se ganan la vida. En tales casos, la necesidad de adquirir el idioma no es apremiante.

Hay muchas razones por las que algunas personas no aprenden un idioma. ¡Sin embargo, no se debe a la falta de respeto! ¿Deberían de aprender el idioma? Claro que sí, pero no culpe a los ancianos o aquellos de edad avanzada de ninguna cultura. Sea compasivo y comprensivo. Imagínese encontrarse desgarrado de sus raíces, su patria, su cultura y todo lo que has conocido en la vida y ser presionado hacia una cultura y sociedad extranjera.

No critique a una persona porque habla con acento. Usted puede hablar con acento y, sin embargo, su gramática, comprensión y vocabulario puede ser superior a muchos oriundos del país. El acento se refiere a los sonidos producidos al hablar. Lo cual tiene que ver con la habilidad de producir ciertos sonidos con los cuales no están familiarizados. ¡Esto no implica que la persona no comprende la gramática o que no sabe hablar el idioma correctamente!

Sensibilidad y Privacidad: Una Ilusión Moderna

Recuerde que sus pacientes están en una posición extremadamente vulnerable. Cuando un individuo entra en un hospital, le despojan de su independencia. Se le pide que deje a un lado sus derechos mientras que pone su vida en manos de personas totalmente desconocidas.

George Orwell escribió una novela distópica llamada *Mil Novecientos Ochenta y Cuatro* (a menudo se ve escrito como *1984)* en la que se le advirtió que el *hermano mayor* estaba constantemente observándolo (un cartel que apareció en todo el mundo de Oceanía). Esta novela involucró a un gobierno totalitario que violó la privacidad de sus ciudadanos. Y, como tantas novelas de ciencia ficción, es, en gran medida, realidad.

Para ilustrar, se trata de una cámara que se coloca en la habitación del paciente como norma bajo el pretexto de «seguridad». Si bien hay un elemento de veracidad con respecto a la seguridad del paciente. Pero también hay un factor subyacente y una poderosa fuerza motivadora: la vigilancia se utiliza para reducir los costos de las instalaciones al disminuir el número de empleados necesarios para el cuidado de los pacientes. Tenga en cuenta que esto es una violación de su privacidad.

Cuando sea admitido en un hospital, debe preguntar si hay una cámara en su habitación. Mire alrededor de su habitación cuidadosamente y si hay una, es su derecho legal negarse a ser vigilado, ¡es una cuestión de privacidad! Si no haces esto, entonces alguien puede estar constantemente observándolo a usted o a alguien que usted ama. ¡Esto es una violación de la Ley HIPPA! He sido testigo de esto en muchas ocasiones en las que un paciente, sin darse cuenta, se ha desnudado accidentalmente.

Hay ciertos casos en los que el uso de una cámara es aceptable, como en el caso de pacientes que están en peligro debido a su estado de ánimo confuso, demencia, aquellos con ideación y comportamientos suicidas, o presuntos consumidores de drogas.

El estar hospitalizado lo hace sentirse a uno vulnerable y a menudo asustado. Estás lejos de lo familiar, de su hogar y de sus seres queridos. Esta situación empeora dependiendo de la agudeza o gravedad de la enfermedad. Esta vulnerabilidad puede llevar a las personas al límite de su paciencia. He cuidado de muchos pacientes que provienen de residencias de ancianos los cuales no fueron tratados correctamente. ¡Ellos retroceden al tacto más ligero y se puede ver el miedo en sus ojos! Lo mismo se evidencia a menudo en pacientes que han sufrido relaciones abusivas. Además, debemos tener cuidado de no transferir nuestros problemas a aquellos que cuidamos a diario.

Sea Genuino y Nunca Asumas

No le mienta a sus pacientes. Sea honesto con ellos. Se merecen su respeto. No asuma que su paciente es ignorante con respecto a los problemas médicos. Incluso si lo son, nunca asuma que son incapaces de entender. He escuchado a compañeros de trabajo quejarse del paciente o miembro de la familia que siempre está haciendo preguntas. Para mí, eso es una señal de inteligencia y de un individuo que está al tanto con lo que está pasando en sus vidas o la de alguien a quien aman. ¡No todo el mundo es litigioso! Déjele saber que está bien el hacer preguntas. Estímulo a mis pacientes a cuestionar, porque el conocimiento da poder y seguridad.

¡Usted se sorprendería por el número de veces que un miembro de la familia o un enfermo han detectado un error en los medicamentos! Además, es posible que no conozca los antecedentes y la educación de su paciente. He cuidado a pacientes de todos los niveles de la sociedad: médicos, enfermeras, políticos, monjas, sacerdotes, policías, abogados, terapeutas respiratorios, directores de hospitales, profesores, escritores, pandilleros, prostitutas y uno de los últimos jefes de la mafia en Tampa, Florida.

Usted nunca lo sabrá, así que trate a sus pacientes con respeto. Nunca olvide el detector de «mentiras» que tienen las personas. Le sorprendería el número de individuos que me hacen saber cuándo alguien no ha sido sincero, porque pueden sentirlo y verlo.

Además, las instituciones de atención a la salud no quieren que usted diga la verdad con respecto a cosas como la proporción de personal a pacientes, así como otras prácticas destinadas a aumentar las admisiones. Sé que los establecimientos quieren que se quede callado sobre ciertas cosas. La mejor política es ser honesto. La forma más rápida de adquirir malas críticas o una demanda es mintiéndole al paciente y a la familia.

Es más, un estudio que se llevó a cabo hace más de una década mostró que «...los pacientes son menos propensos a demandar, incluso cuando hubo negligencia, siempre y cuando el médico les haya hablado del error cometido diciéndole la verdad» (L'Hommedieu Stankus, 2009). Me parece que la mayoría de la gente es bastante comprensiva y complaciente cuando se trata con respeto.

Hace unos años, llevé a mi esposa a la sala de emergencias debido a un dolor abdominal inferior. Después de extensas pruebas, le diagnosticaron una «diverticulitis leve y sin complicaciones». El médico del Departamento de Emergencias (DE) quería admitirla para que se hiciera una colonoscopia invasiva. Ella rechazó la admisión, porque sabíamos qué pasos tomar para minimizar o prevenir futuros incidentes. Al día siguiente me enteré, a través de un amigo mío que es administrador de casos, que mi esposa había sido etiquetada como una «admisión perdida».

Desafortunadamente, hay ocasiones en las que no puedo volver y quitar a uno de mis pacientes de su tratamiento de manera oportuna, pero me disculpo mientras soy honesto. Si estoy ocupado con otro paciente, les hago saber que no fue mi intención, ni una cuestión de olvido.

El Paciente Difícil

¡Sí, existen! Esto ha empeorado en el presente porque los pacientes son tratados como clientes en lugar de pacientes. La gente va a los hospitales hoy pensando que se van a alojar en un hotel de lujo. El fallo recae directamente en el sistema porque su unico enfoque son las cuestiones de finanzas.

De hecho, hay y siempre habrá esas personas que prueben nuestra paciencia, comprensión y compasión. Algunos, se hacen el propósito de ser odiosos, exigentes, insultantes, denigrantes y confrontativos. ¡Es injusto el ser sometido a ese abuso! Sé que es difícil sentirse compasivo con personas como las que acabo de mencionar, pero trate de seguir siendo tan comprensivo como puedas, ya que sus problemas van más allá de lo físico.

Estos individuos puede que estén enfermos, pero de otras maneras que son menos obvias. Si se vuelve negativo, entonces la situación sólo se deteriorará, ya que energías similares se atraen. Trate de mantenerse positivo y tranquilo todo el tiempo que pueda y, cuando sienta que no puede, entonces simplemente aléjese siempre que sea posible. ¡He visto individuos como estos cambiar al ser bombardeados con energía positiva de sus cuidadores! ¿Fue fácil? ¡No, no lo fue!

Pensamientos Finales

Muchos de nosotros caminamos por la vida sin detenernos a considerar los aspectos más profundos de nuestra existencia. Vivimos en una sociedad extremadamente exigente: una sociedad que se rige por un calendario. Vivir tiene que ver con disfrutar de su vida y compartirlo con los que amas. ¡No pospongas ese disfrute! No estoy abogando por comportamientos irresponsables de ningún tipo, ya que debemos trabajar y ganarnos la vida para mantener a nuestras familias. Desafortunadamente, muchas personas tienden a centrarse en los aspectos materiales de su existencia; sólo para descubrir ya tarde, que la vida les ha pasado sin darse cuenta.

Recuerdo que hace muchos años, cuide de un individuo de unos treinta años, casado y con dos hijos pequeños. Un hombre trabajador y dueño de su negocio. Este paciente ingreso con un infarto cardiaco bien serio. Sobrevivió al evento cardíaco, pero su función cardíaca era tan pobre que el médico le dijo que no hiciera ningún trabajo fuerte (este individuo era dueño de un negocio de construcción) porque su corazón no podía satisfacer las demandas. Todo su enfoque había sido hacer que su negocio tuviera éxito y apoyar a su familia. Al final, sin embargo, ninguno de sus deseos se materializó. El médico informó al paciente que su ataque cardiaco se debía a varios factores, incluyendo el tremendo estrés que estaba experimentando por su negocio.

Esfuércese por ser consciente con usted mismo y aprenda a vivir en el presente. Disfrute de cada momento que pase al lado de sus seres queridos. Somos, sin duda alguna, criaturas de hábito. Establecemos rutinas hasta tal punto que un número sustancial de horas pasan sin darnos cuenta y las tareas se realizan prácticamente sin pensarlo. Incluso nos acostumbramos a conducir nuestro automóvil hacia y desde el trabajo con el «piloto automático». También tendemos a tomar las cosas por hecho hasta que la realidad llame a nuestra puerta.

Nunca salga de casa enojado o sin besar a su cónyuge y a sus hijos. No pierda tiempo en peleas sin sentido con sus seres queridos. No deje que el egoísmo gobierne su vida. En vez de ser egoísta, sea esplendido y aprenda a perdonar. Practique la compasión, la comprensión, la aceptación, la tolerancia y trate de elevarse. Nuestras vidas marchan al compás de un reloj. ¡A este reloj se le está acabando la cuerda, pero comienza de nueve al renacer! No, esto no es un punto de vista fatalista, sino rotundamente la realidad.

El hecho de que hayas estado leyendo este libro me indica que usted está interesado en ampliar su visión personal del mundo y, al hacerlo, prepararse para el futuro y realmente disfrutar de la vida. ¡Lea y vuelva a leer este libro, tome notas, lea más, investigue y, lo más importante, piense! Al prepararse para los aspectos no manipulables de nuestra existencia, comenzará a disfrutar de la vida con más plenitud.

Al vivir en el aquí y ahora se dará cuenta de las verdaderas maravillas que nos rodean y obtendrá paz y un alto grado de sabiduría. Experimentará la vida desde una perspectiva completamente nueva. Lo que saque de este libro y cuánto apliques de el a su vida depende, por supuesto, de usted. Sus decisiones le afectarán a usted y a aquellos que amas y atesoras. Caminamos por la vida agarrados de la mano de la Muerte, pero estamos tan acostumbrados a esto que hemos perdido esa conciencia.

Todos estamos familiarizados con Charles Dickens' *A Christmas Carol*. La visita final es la de la Muerte, un recordatorio de que el tiempo pasa implacablemente y que de hecho somos mortales. ¡Después de pasar por una revisión de su vida y la realización de su propia posible muerte, Ebenezer Scrooge cambia y entonces comienza a disfrutar de la vida! Pero este cambio se produjo solo después de haberse dado cuenta de que no había disfrutado la vida a plenitud. ¡Finalmente se dio cuenta de todas las cosas que podrían haber sido! Una forma de interpretar esta obra clásica es que nunca es demasiado tarde para cambiar, que debemos vivir cada día con conciencia y disfrutar de la vida.

Independientemente de lo saludable que usted sea, de lo bien que se alimente, de cuánto ejercicio haga, su fragilidad humana le alcanzará. Continúe cuidándose para que pueda disfrutar de su vida al máximo. En el proceso, no den la vida por sentado, ya que es un regalo precioso que eventualmente terminará.

Prepararse para esta eventualidad es un acto de amor para sí mismo y para aquellos a quienes amas. No viva con miedo por lo que pueda ser, porque el futuro está determinado por cada uno de los pasos que dé en el presente. Piense en los temas expuestos en este libro, analícelos con su familia y luego planifique. Estos planes siempre se pueden cambiar si usted cambia de opinión. Es en el mejor interés de todos tener sus deseos y planes dados a conocer a aquellos que amas.

Puede que ahora cuente con buena salud, pero, como he mencionado antes, el cambio es la única constante en este universo. He visto individuos sanos y fuertes sucumbir a un conjunto inesperado de eventos: una infección devastadora, una interacción con medicamentos o un medicamento equivocado, un procedimiento quirúrgico o un accidente para nombrar unos pocos. No estoy sugiriendo de ninguna manera que viva con miedo y lleno de pensamientos morbosos de una fatalidad inminente, porque la vida es demasiado valiosa para desperdiciarla con tales consideraciones.

Simplemente tome una visión realista de su vida o la de un ser querido.

Cosas Para Considerar

La parte más difícil probablemente será mencionar el tema, ya que la mayoría de la gente evita este tipo de argumento. Ya sea que estés pensando en sí mismo o en alguien al que amas, el proceso es el mismo para cualquier persona independientemente de la edad. Lo que sigue es una lista de sugerencias para considerar al tomar cualquier decisión con respecto a la muerte de uno o la de un ser querido. No dude en modificar o añadir a esta lista. Anote las cosas, legalice cuando sea apropiado y converse sobre este tema con las personas de confianza:

- Ante todo, considere cuidadosamente la calidad de vida. Esto es bastante subjetivo y variará de persona a persona. Depende de usted determinar lo que consideraría buena calidad de vida. Esto es extremadamente importante cuando se toman decisiones al final de la vida. Si usted o un ser querido se enfrenta a una afección o un pronóstico devastador, asegúrese de evaluar los factores relacionados con la calidad de su vida. Preste atención a sus seres queridos. ¿Qué los impulsa? ¿Qué aspectos de la vida atesoraron más? Debata estos temas con aquellos que están cerca de usted. Conozca a sus seres queridos y sea consciente de lo que considerarían una buena calidad de vida.

¡Recuerde que el estar vivo puede que no tenga nada que ver con las condiciones que rodean su vida! ¿Consideraría estar en un estado vegetativo constante o estar confinado a una cama incapaz de moverse, hablar o cuidar de sus funciones corporales? ¿Es aceptable el estar mentalmente consciente de todas las cosas que ocurren a su alrededor, mientras está confinado en una cama y no poder interactuar con el mundo que le rodea? Piense en términos de mantener su autonomía o la de un ser querido. Tome sus propias decisiones o deje que alguien a quien usted ama las tome y luego honre esas decisiones. Este es un tema muy importante para considerar a la hora de determinar lo que usted aceptaría si se presentara este caso o no. Este es un argumento extremadamente importante para conversar con sus seres queridos y considerar lo que es aceptable o no.

- Al considerar lo anterior, piense en cualquier factor de comorbilidad que usted o un ser querido pueda tener: diabetes avanzada (o no controlada), insuficiencia renal, enfermedad pulmonar obstructiva crónica avanzada, cáncer, insuficiencia hepática, demencia y problemas cardíacos crónicos sin controlar, por nombrar algunos. Piensen en el impacto que esas condiciones tendrían al final de su vida.

- Preste atención a su intuición. ¿Qué le está diciendo su cuerpo? No ignore las señales que proporciona.

Su cuerpo se comunica con usted de muchas maneras. Aprenda a escuchar lo que le están diciendo esas señales, porque el hacerlo puede tener una gran diferencia en el resultado final de muchas enfermedades. Hay un «conocimiento» asociado con el proceso de la muerte. Escuche a su cuerpo y escuche lo que dicen los seres queridos con respecto a este asunto, incluso si hay una renuencia a examinar abiertamente estos temas.

- Si usted decide luchar por su vida, independiente de las probabilidades, hágalo con inteligencia y pasión. Lo peor que puede hacer es luchar a medias. Debe de esforzarse por mantener un estado de ánimo positivo en medio del caos. La depresión y la ansiedad, cuando se prolongan, afectarán negativamente su sistema inmunológico (el sistema inmunológico es de suma importancia en la lucha contra el cáncer y otras enfermedades). Investigue todas las modalidades de sanación, tanto corrientes como alternativas. Sea minucioso e imparcial en su investigación. Este es el momento de abrir su mente a todas las posibilidades. Considere las propiedades curativas de los alimentos y las plantas. Naturalmente, si comienza a tomar medicamentos alternativos, consulte con su médico. Tenga en cuenta que hay excelentes libros de referencia sobre las interacciones entre los productos farmacéuticos y las preparaciones de hierbas. No permita que individuos negativos entren en su vida. En cambio, rodease, si es posible, de personas positivas. Aprenda métodos de meditación y visualización. Las oraciones también son muy poderosas. Ganarás o perderás esta pelea y, al final, sabrás cuándo es el momento de dejar de luchar. La decisión es suya.

- Ármese con conocimientos. Base sus decisiones en hechos, no en deseos. Sin embargo, no ignore su intuición porque proviene de un lugar mucho más alto. Todos podemos engañarnos a nosotros mismos o engañar a aquellos que amamos a través de nuestras ilusiones y la incapacidad de enfrentarnos con los hechos que están frente a nosotros. Su intuición es preciosa, préstele su atención, ya que también podría salvarle la vida. Preste atención a su *yo intuitivo* y aprenda a discernir la verdadera intuición de los pensamientos e ideas autogeneradas.

- Esfuércese por evitar los apegos irrazonables, ya que inevitablemente conducirán a mucho sufrimiento tanto en esta vida como en la siguiente. A menudo lastimamos a aquellos que más amamos o que somos heridos por aquellos que más nos aman, pero no necesariamente debido a cualquier intención maliciosa. ¿Las decisiones las basará en su mayor interés, en la de un ser querido o en deseos y apegos irrazonables? Recuerde que lamentamos nuestra pérdida y cómo nos afecta; los que se han ido están en un lugar mejor. Lo que otra persona piensa que debe o no debe hacer al final, puede que no sea en su mejor interés. No detenga a los que profesa usted amar porque es un acto de egoísmo. El amor incondicional implica la capacidad de dejar ir. No tema dejar atrás al mundo de la materia cuando llegue el momento. La vida no termina después de este plano de existencia. Suelte las ataduras y expectaciones irrazonables. Ame al espíritu y no sólo el aspecto físico, pero cuide de la materia, ya que es el vehículo a través del cual el espíritu puede manifestarse en este mundo. Es el espíritu quien vive y es dentro del espíritu que se llevan los lazos de amor.

- Evalúe y reevalúe cuidadosamente su estado de salud. Usted puede cambiar, si lo desea, su testamento vital para reflejar las condiciones y opiniones que hayan cambiado.

- El curso de una enfermedad y su pronóstico están más allá del poder del equipo de atención médica. ¡NO son infalibles! Todo lo que pueden hacer es darle su opinión profesional que se basa en sus conocimientos, experiencia y visión individualizada del mundo. No los culpes por los caprichos de la vida, porque todas las cosas cambian. Esté agradecido por su amable cuidado, su compasión, sus conocimientos y experiencias.

- Considere cuidadosamente todos los posibles resultados de aceptar medidas heroicas al final de la vida. ¿Estará prolongando su vida o prolongando su muerte? Recuerde que la quimioterapia y la radioterapia paliativas están diseñadas para extender la inevitabilidad de su muerte durante cierto tiempo. En tales casos, usted necesita saber que el resultado es inevitable y que el tiempo extra puede ser realmente miserable, como resultado de los efectos secundarios de estos regímenes de tratamiento. Tenga en cuenta que los cuidados paliativos, mientras que muchos de ellos pueden extender su vida, otros muchos también exacerbaran su sufrimiento. La pregunta que debe hacerse uno mismo y a sus seres queridos es simple: ¿cambiará el resultado final? Si está dispuesto a emprender procedimientos que prolonguen su sufrimiento o el de alguien que amas, entonces trate de responder a la siguiente pregunta: ¿Cuál es el propósito detrás de mi decisión?

- Usted tiene derecho a solicitar o exigir, si es necesario, un pronóstico y los resultados realistas de las intervenciones sugeridas. Pero solicite la información de una manera holística. Mire las cosas desde todos los ángulos para que pueda tomar una decisión informada. No se deje confundir con falsas promesas. ¡Es su derecho legal saber la verdad! Pero recuerde que lo único constante en este universo es que todo cambia.

- Usted tiene derecho a confiar en los médicos para decirles lo que necesitan saber acerca de la condición de su cuerpo. Usted tiene el derecho a trazar su destino y los médicos involucrados deben proporcionarle, imparcialmente, los datos que necesita.

- Es su derecho legal rechazar todos los tratamientos o procedimientos médicos si usted esta mentalmente competente. En caso de que su competencia mental sea cuestionada, su poder notarial duradero o su sustituto de atención médica intervendrán para asegurarle que sus últimos deseos serán honrados.

Cosas Que Hacer

- Directivas anticipadas. Designación de sustituto sobre el cuidado de la salud y un testamento vital son de enorme importancia. Asegúrese de incluir un ONR (orden de no resucitar) y una cláusula ONI (orden de no intubar) dentro de su testamento vital (o como documentos separados) si ese es su deseo. Asegúrese de incluir un documento de HIPAA (Health Insurance Portability and Accountability Act of 1996) para que su representante de atención médica pueda tener acceso a sus registros médicos. Además, incluya lo que aceptaría o no, por ejemplo: ventilación mecánica (soporte vital), soporte vital químico (drogas), tubos de alimentación, diálisis, quimioterapia, radioterapia, cirugía, etc. Asegúrese de que todos los documentos sean legalmente vinculantes y que ¡notarizar un documento no es lo mismo! Estos documentos deben ser preparados por un abogado para su propia protección. Recuerde que las leyes varían de acuerdo con el estado de residencia, regiones y naciones; así que asegúrese de verificar sus leyes y requisitos estatales.

- Si es posible, obtenga un poder notarial duradero (PND) y elija cuidadosamente a una persona que lleve a cabo sus últimos deseos. Esta persona está legalmente asignada para tomar decisiones de atención médica en su nombre que se basan en sus deseos o los deseos de cualquier otra persona involucrada. Infórmese cuidadosamente sobre las leyes acerca de este tipo de documento para evitar futuros dolores de cabeza.

- Dé a conocer sus deseos médicos a su familia, amigos cercanos y su doctor. Proporcione copias de los documentos si es necesario.

- Sé que este es un tema difícil de discutir. Por lo tanto, piense la manera o forma en que pueda iniciar una conversación de este tipo. Por ejemplo, Laura Grimme McCullough, R.N., A.C.M. sugirió lo siguiente: «Me gustaría discutir mis deseos finales, incluyendo mis arreglos funerarios. ¿Cuál sería un buen momento?». O, «mamá, papá, como saben, he establecido mis deseos acerca del final de la vida. Me gustaría repasar los suyos con el fin de asegurar el poder llevar a cabo sus deseos». Algunas personas acogerán con beneplácito la discusión, mientras que otras rehuirán esos temas. No se enoje ni se decepcione. Simplemente respete sus deseos y hágales saber que usted está dispuesto a discutir estos temas en cualquier momento.

- Realice una cartera médica que incluya copias legales de sus documentos de atención médica, información de salud (incluya enfermedades importantes de naturaleza crónica y cirugías mayores anteriores). Es bueno crear una lista completa de todos los medicamentos que incluya el nombre, la dosis y la frecuencia. Usted debe de llevar una copia de esta lista en su billetera o bolso en todo momento. Si está escrito a mano, asegúrese de que sea legible. Esta lista también se puede crear en programas informáticos como Word, Excel, PDF o incluso su programa de correo electrónico y mantenerla actualizada. Si no sabe cómo hacer crear esta lista o no puede, pídale a alguien de confianza que le haga el favor. Proporcione copias de su cartera médica a su sustituto designado sobre su salud, su PND (si tiene uno) y a miembros de su familia que sean de confianza. Mantenga esta cartera en un lugar de fácil acceso, donde se pueda coger fácilmente en caso de emergencia. Trate de asegurarse de que, si tiene que ir al departamento de emergencias, usted o alguien de confianza traiga su cartera de salud. Esto ayudará al equipo de atención médica a honrar sus deseos y proporcionarle la atención adecuada, basada en sus objetivos con respecto a lo que usted aceptaría o no. También ayudará a evitar posibles errores médicos relacionados con medicamentos. ¡Sea minucioso con su información! Usted se sorprendería por el número de pacientes que proporcionan información incompleta a los médicos y enfermeras. Esto es crucial, especialmente en una emergencia.

• Si usted o un ser querido es diagnosticado con una condición potencialmente mortal o enfermedad crónica que es de naturaleza progresiva, entonces establezca una lista de preguntas para hacerle a sus médicos y otros profesionales de la salud. Asegúrese de incluir las siguientes preguntas:

1) ¿Cuál es mi diagnóstico? (pedir claridad);

2) ¿Cuál es mi pronóstico? (pedir la verdad);

3) Si se están discutiendo pruebas extensas o tratamientos, entonces pregunte las razones de por qué son necesarios;

4) Si se trata de un tratamiento, entonces pregunte qué impacto tendrá (si lo hay) en el resultado final y todos los posibles efectos secundarios;

5) Pregunte si alguna de las intervenciones ofrecidas efectivamente cambiará el resultado final;

6) Pregunte si un tratamiento que se ofrece es de naturaleza curativa o meramente paliativa;

7) Pregunte si alguno de los tratamientos ofrecidos afectará su calidad de vida;

8) Pregunte y aprenda sobre el cuidado de hospicio;

9) Pregunte sobre las opciones para manipular el dolor.

- Piense cuidadosamente en cuanto al entierro, embalsamamiento, cremación, etc. La *industria* funeraria está ahí para venderle el mejor paquete y el más costoso. Pueden lucir sinceros (y muchos lo serán), pero, al final, sigue siendo un negocio. Tome estas decisiones con anticipación y, al hacerlo, aliviarás a sus seres queridos de tener que tomarlas.

Estos problemas se pueden discutir independientemente de su edad o estado de salud actual. En el caso de los niños, es responsabilidad de los padres pensar en los pasos adecuados a tomar. Estoy consciente de lo difícil que sería esto, ya que ningún padre quiere contemplar la muerte de un hijo. Sin embargo, el hecho es que efectivamente ocurre. Una vez que haya discutido y llegado a alguna decisión con respecto a estos problemas que se enfrentan al final de la vida, entonces continúe disfrutando lo más que pueda. A medida que pasa el tiempo, es posible que desee volver a revisar los documentos para ver si hay algo que se debe cambiar. ¡Excepto que esta vez usted debe esforzarse por hacerlo con conciencia! Deje un legado de amor, compasión, comprensión, bondad y siempre que sea posible— altruismo.

Pensamientos

Las cuestiones asociadas con el final de la vida son bastante extensas y, por esa razón, he abordado este tema in mi segundo libro, *Ahora Que Estoy Muerto: Lo Que Debería Saber al Final de la Vida*. Mientras tanto, quiero dejarlos con los siguientes pensamientos:

- Al aceptar nuestra finitud, ¡sin lugar a duda, comenzamos a vivir! El reconocimiento y la aceptación de que nuestra existencia física es finita centrará nuestra atención en la vida a medida que se desarrolla ante nuestros propios ojos.

- ¡La vida NO termina con la muerte del cuerpo físico! Es una transición de un estado de existencia a otro. Todos estamos interconectados porque no podemos existir fuera de ese campo energético. Sí, somos externamente diferentes y, sin embargo, hay más similitudes que diferencias. Lo importante al final es cómo enfoque su percepción.

- Todos los organismos vivos de este planeta tienen una existencia física limitada. Pero nuestra conciencia no perece con la muerte del cuerpo. Nuestro espíritu sigue existiendo, llevando consigo las experiencias vividas de cada vida.

- No temas a la muerte porque es naturalmente un rito de pasaje. El espíritu y la conciencia continuaran después de la muerte del cuerpo físico. Debemos disfrutar de cada momento con aquellos que amamos: vivir, amar y apreciar cada momento de nuestro viaje a través de la vida.

¡Nuestra finitud debe atrincherarnos en la vida con una mayor conciencia y, al hacerlo, nuestras vidas tendrán el más hermoso efecto sobre la vida de los demás! Por último, surgirán preguntas que son más difíciles de responder. Estas preguntas se refieren a cuestiones existenciales; tales como, ¿ha tenido su vida algún propósito, significado o valor? Si usted es una persona religiosa, puede preguntarte si es la voluntad de Dios que sufras, o si el sufrimiento es parte de su karma. El karma (en su punto más básico) se refiere a la fuerza ejercida por tus acciones que influirán en la calidad de su vida presente o encarnaciones futuras. Simplemente declaro que: «todo lo que se da, tarde o temprano regresara». Los creyentes y los no creyentes pueden estar preocupados por la idea de si han dejado o no algún legado positivo. Otros pueden estar preocupados por lo que los miembros de su iglesia pensarán acerca de ellos y su decisión. Lo más importante es que puede cuestionar su decisión y preguntarse si está «jugando a ser Dios». Un tema interesante y profundo que dejaremos para el futuro.

ಅಃ ಋಃ

Lectura Sugerida

Es posible que estos libros hayan sido
traducidos al Español.

Callanan, Maggie and Patricia Kelley. Final Gifts:
    Understanding the Special Awareness, Needs,
    and Communications of the Dying. (New York:
    Simon & Schuster Paperbacks, 1992).

Gawande, Atul, M.D. Being Mortal. (New York:
    Metropolitan Books, 2014).

Harris, Trudy, R.N. Glimpses of Heaven: True Stories
    of Hope & Peace at the End of Life's Journey.
    (Grand Rapids, MI.: Revell, 2008).

Kübler-Ross, Elisabeth, M.D. Death: The Final Stage
    of Growth. (New York: Touchstone, 1986).

Kübler -Ross, Elisabeth, M.D. On Death & Dying:
    What the Dying Have to Teach Doctors,
    Nurses, Clergy & Their Own Families. (New
    York: Scribner, 1969).

Kübler -Ross, Elisabeth, M.D. On Children and Death:
    How children and their parents can and do cope
    with death. (New York: Touchstone, 1983).

Williams-Murphy, Monica, M.D. It's OK To Die.
    (Place of Publication Not Identified: MKN,
    LLC, 2011).

Schlitz, Marilyn, PhD. Death Makes Life Possible: Revolutionary Insights on Living, Dying, and the Continuation of Consciousness. (Boulder, CO.: Sounds True, Inc., 2015).

Volandes, Angelo E., M.D. The Conversation: A Revolutionary Plan For End-Of-Life Care. (New York: Bloomsbury Publishing Plc, 2015).

Dunn, Hank. Hard Choices for Loving People: CPR, Feeding Tubes, Comfort Measures, and the Patient with a Serious Illness. (Naples, Florida.: Quality of Life Publishing Co., 2016).

Singh, Kathleen Dowling. The Grace in Dying: A Message of Hope, Comfort, and Spiritual Transformation. (New York, New York: Harper Collins, 2000).

Moller, David Wendell. Life's End: Technocratic Dying in an Age of Spiritual Yearning. (Amityville, New York: Baywood Publishing Co., Inc.).

Karnes, Barbara, R.N., A Time to Live: Living with a Life-Threatening Illness. (Vancouver, WA., Barbara Karnes Books, Inc., 2014).

My Friend, I Care: The Grief Experience. (Vancouver, WA., Barbara Karnes Books, Inc., 2014).

The Eleventh Hour: A caring guide for the hours to minutes before death. (Vancouver, WA., Barbara Karnes Books, Inc., 2014).

Gone From My Sight: The Dying Experience. Vancouver, WA., Barbara Karnes Books, Inc., 2014).

Nuland, Sherwin B, How We Die: Reflections on Life's Final Chapter. (New York, New York. First Vintage Books Edition, January 1995).

Kaufman, Sharon R. ...and a time to die: How American Hospitals Shape the End of Life. (Chicago, Illinois. The University of Chicago Press. 2005).

Fitzpatrick, Jeanne, M.D. and Eileen M. Fitzpatrick, J.D. A Better Way of Dying: How to Make

The Best Choices at the End of Life. (New York, New York. Penguin Books Ltd.).

Dan Krauss. Extremis. (Documentary on End-of-Life. 24 minutes. Netflix – Streaming).

Time of Death – Season1. (Documentary - Six Episodes. Amazon Prime). "...an unflinching, intimate look at remarkable people facing their own mortality. Cameras follow these brave, terminally ill individuals as they live out the end of their lives, supported by family, friends, and..."

Randy Bacon and Shannon Bacon. The Last Days of Extraordinary Lives. (Documentary 2010. 86 minutes. Amazon Prime). "In this inspiring and captivating documentary, ordinary people face their last days and yet tell extraordinary stories about their lives and the beautiful experience of living."

Kirby Dick. The End. (Documentary 2004. 84 minutes. Amazon Prime). "One of the most Powerfully intimate films ever made about the final stages of life. The End is a profound and moving

chronicle of five hospice patients whose stories
are in turns honest, humorous, and
heartbreaking."

Death: A Series About Life. (5 episodes. 53 minutes
each. Amazon Prime). "We are all going to Die
– sooner or later – but there can be great
differences in how we relate to death."

CR BO

Referencias

Alfonsi, S. (19 de November de 2009). *The Cost of Dying: Patients' Last Two Months of Life Cost Medicare $50 Billion Last Year; Is There a Better Way?* Obtenido de 60 Minutes: http://www.cbsnews.com/news/the-cost-of-dying/

Ali, N. (3 de December de 2015). *Medscape.* Recuperado el 8 de August de 2019, de https://emedicine.medscape.com/article/209616 3-overview

American Society of Clinical Oncology (ASCO). (2005-2016). *Side Effects of Chemotherapy.* Recuperado el 7 de June de 2016, de Cancer.net: http://www.cancer.net/navigating-cancer-care/how-cancer-treated/chemotherapy/side-effects-chemotherapy

Arenella, S. (s.f.). *Coma and Persistent Vegetative State: An Exploration of Terms.* Obtenido de American Hospice Foundation: https://americanhospice.org/caregiving/coma-and-persistent-vegetative-state-an-exploration-of-terms/

Bagshow, R., McDermid, R., & Sean, M. (12 de February de 2009). Obtenido de BioMed Central: http://peh-med.biomedcentral.com/articles/10.1186/1747-5341-4-3

Baile MD, W. F. (12 de June de 2000). *A Six-Step Protocol for Delivering Bad News: Application to the Patient with Cancer.* Recuperado el 12 de

June de 2016, de The Oncologist: The Official Jounal of the Society for Translational Oncology.: http://theoncologist.alphamedpress.org/content/5/4/302.full

Balaban, R. B. (15 de March de 2000). *A Physician's Guide to Talking About End-of-Life Care.* Obtenido de The National Center for Biotechnology Information (NCBI) - J Gen Intern Med. 2000 Mar; 15(3): 195–200: http://www.ncbi.nlm.nih.gov/pmc/articles/PMC1495357/

Breslow, J. M. (13 de February de 2015). *Prolonging Life or Prolonging Death? Two Doctors on Caring for the Critically Sick.* Obtenido de PBS/Frontline: http://www.pbs.org/wgbh/frontline/article/prolonging-life-or-prolonging-death-two-doctors-on-caring-for-the-critically-sick/

Brody, J. E. (17 de August de 2009). *End-of-Life Issues Need to Be Addressed.* Obtenido de The New York Times: http://www.nytimes.com/2009/08/18/health/18brod.html?_r=0

Brown-Saltzman, K. (July de 2010). An Intervention to Improve Respiratory Th. *Respiratory Care, 55*(7), 858. Recuperado el 14 de September de 2019, de https://pdfs.semanticscholar.org/0670/98ed2faf87d4d4fcd772d5d7c1e833060805.pdf

Center to Advance Palliative Care. (March de 2014). *What Is Palliative Chemotherapy?* Recuperado el 30 de June de 2017, de Get Palliative Care: https://getpalliativecare.org/what-is-palliative-chemotherapy/

Chandler, J. (February de 2019). *Coping with Death and Dying*. Recuperado el 14 de September de 2019, de ResearchGate: https://www.researchgate.net/publication/33206 1890_Coping_with_Death_and_Dying

Cline, A. (2016). *Terri Schiavo's Medical Facts & History*. Obtenido de About.com: http://atheism.about.com/od/terrischiavonews/a/ facts.htm

Cole, N. L. (29 de December de 2015). *Collective Consciousness Defined*. Recuperado el 13 de February de 2017, de http://sociology.about.com/od/C_Index/fl/Collec tive-Consciousness-Defined.htm

Dasta, M., & Mody, P. (June de 2005). *PubMed.org*. Obtenido de US National Library of Medicine National Institutes of Health: http://www.ncbi.nlm.nih.gov/pubmed/15942342

Definition of Catheter - hemodialysis. (14 de June de 2012). Obtenido de MedicineNet.com: http://www.medicinenet.com/script/main/art.asp ?articlekey=23012

Descartes, R. (2003). *Meditations and Other Metaphysical Writings* (2003 ed.). (D. M. Clarke, Trad.) London, England: Penguin Books Ltd. Recuperado el 01 de December de 2016

Donahoe, M. P. (June de 2012). Current Venues of Care and Related Costs for the Chronically

Critically Ill. *57*(6), 868. Recuperado el 22 de March de 2017, de Respiratory Care: http://rc.rcjournal.com/content/57/6/867

Drane, J. F. (2002). *Honesty in Medicine: should doctors tell the truth?* Recuperado el 10 de June de 20116, de Centro Interdisciplinario de Estudios en Bioetica: http://www.uchile.cl/portal/investigacion/centro -interdisciplinario-de-estudios-en-bioetica/publicaciones/76983/honesty-in-medicine-should-doctors-tell-the-truth

Duda, M. M. (5 de June de 2017). *Artificial Nutrition and Hydration.* Recuperado el 6 de June de 2017

Dunn, H. (2016). *Hard Choices for Loving People: CPR, Feeding Tubes, Comfort Measures, and the Patient with a Serious Illness.* Naples, Florida, United States of America: Quality of Life Publishing.

Dyck, J. V. (16 de September de 2011). *Go Ahead. It's Okay to Die.* Recuperado el 15 de June de 206, de The Huffington Post: http://www.huffingtonpost.com/janice-van-dyck/letting-go-to-death_b_962696.html

Fitzpatrick, J. F., & Fitzpatrick, E. M. (2010). *A Better Way of Dying: How to Make the Best Choices at the End of Life.* New York, New York, United States of America: Penguin Group (USA). Recuperado el 31 de January de 2016

Fitzpatrick, J., & Fitzpatrick, E. (2010). *A Better Way of Dying: How to Make the Best Choices at the End of Life.* New York, New York, United

States of America: Penguin Group (USA). Recuperado el 31 de January de 2017

FloirdaHealthFinder.gov. (s.f.). *Health Care Advance Directives.* Recuperado el 28 de May de 2017, de FloridaHealthFinder.gov: http://www.floridahealthfinder.gov/reports-guides/advance-directives.aspx

Gawande MD, A. (2014). Being Mortal: Medicine and What Matters in the End. 154. New York, New York, USA: Metropolitan Books: Henry Holt and Company, LLC.

Gawande, A. M. (31 de October de 2014). *What doctors don't learn about death and dying.* Recuperado el 22 de March de 2017, de Ideas.Ted.Com: http://ideas.ted.com/death-and-the-missing-piece-of-medical-school/

Goldthrite, S. (29 de July de 2016). *Death Education for Professions: DOA?* Recuperado el 14 de September de 2019, de University at Buffalo School of Nursing: http://nursing.buffalo.edu/news-events/latest_news.host.html/content/shared/nursing/articles/academic_articles/death-education.detail.html

Grady, D. (19 de June de 2005). *The Hard Facts Behind a Heartbreaking Case.* Obtenido de New York Times: Week in Review: http://www.nytimes.com/2005/06/19/weekinreview/the-hard-facts-behind-a-heartbreaking-case.html?_r=0

GreekGods.Org - Mythology of Ancient Greece. (2016). *Eos (Aurora, Dawn).* Obtenido de

GreekGods.org: http://www.greek-gods.org/titans/eos.php

Guadagnino, C. (1 de October de 2012). *Patient Satisfaction Critical to Hospital Value-Based Purchasing Program.* Recuperado el 15 de June de 2016, de The Hospitalist: An official publication of the Society of Hospital Medicine: http://www.the-hospitalist.org/article/patient-satisfaction-critical-to-hospital-value-based-purchasing-program/?singlepage=1

Heilweil, R. (24 de February de 2016). *Learning Loss: Nursing students cope with patient death.* Recuperado el 14 de September de 2019, de The Daily Pennsylvanian: https://www.thedp.com/article/2016/02/learning-loss-nursing-students-cope-with-patient-death

Jason, Z. (18 de February de 2018). *The Vigil.* Recuperado el 14 de September de 2019, de Boston College - Connell School of Nursing: https://www.bc.edu/bc-web/schools/cson/cson-news/TheVigil.html

Joss, F. C. (22 de June de 2016). *Compassion Fatigue among Healthcare, Emergency and Community Service Workers: A Systematic Review.* Recuperado el 14 de September de 2019, de Molecular Diversity Preservation Internationa: https://www.mdpi.com/1660-4601/13/6/618

Karnes, B. (2014). *Gone From My Sight: The Dying Experience.* Vancouver, Washington, United States of America: Barbara Karnes Books, Inc. Recuperado el 1 de February de 2017

Kaufman, S. R. (2005). *...and a time to die: How American Hospitals Shape the End of Life.* Chicago, Illinois, United States of America: The University of Chicago Press. Recuperado el 31 de January de 2017

Kaufman, S. R. (2005). *...and a time to die: How American Hospitals Shape the End of Life.* Chicago, Illinois, United States of America: The University of Chicago Press. Recuperado el 30 de January de 2017

Kaufman, S. R. (2005). *...and a time to die: How American Hospitals Shape the End of Life.* Chicago, Illinois, United States of America: The University of Chicago Press. Recuperado el 31 de January de 2016

Kelley, M. C. (1992). *Final Gifts: Understanding the Special Awareness, Needs, and Communications of the Dying.* New York, New York, United States of America: Simon & Shuster Paperbacks: A Division of Simon & Schuster, Inc. Recuperado el 1 de February de 2017

Kelm, D. J., Perrin, J. T., Cartin-Ceba, R., Gajic, O., Schenck, L., & Kennedy, C. C. (January de 2015). Fluid Overload in Patients with Severe Sepsis and Septic Shock Treated with Early-Goal Directed Therapy is Associated with Increased Acute Need for Fluid-Related Medical Interventions and Hospital Death. *Shock, 43*(1), 68-73. Recuperado el 12 de July de 2017, de https://www.ncbi.nlm.nih.gov/pmc/articles/PMC4269557/

Kenen, J. (6 de May de 2015). *The ACA and patient satisfaction: Does it improve care?* Recuperado el 15 de June de 2016, de Association of Healthcare Journalists: Center for Excellence in Healthcare Journalism: http://healthjournalism.org/blog/2015/05/the-aca-and-patient-satisfaction-does-it-improve-care/

Knowles, M. (27 de February de 2018). *Majority of patients misjudge CPR success rates: 4 things to know.* Recuperado el 27 de November de 2019, de Becker's Healthcare: https://www.beckershospitalreview.com/quality/majority-of-patients-misjudge-cpr-success-rates-4-things-to-know.html

Landau, E. (29 de December de 2013). *When 'life support' is really 'death support'.* Obtenido de CNN: http://www.cnn.com/2013/12/28/health/life-support-ethics/

Lasagna, L. (1 de June de 2016). *Bioethics: Hippocratic Oath, Modern Version.* Obtenido de John Hopkins Sheridan Libraries and University Museums: http://guides.library.jhu.edu/c.php?g=202502&p=1335759

Leigh. (2019). *AED.US.* Recuperado el 7 de August de 2019, de http://www.aed.us/blog/aed-info/the-american-heart-association-changes-their-guidelines-for-2019/

L'Hommedieu Stankus, J. (June de 2009). *An Attorney's Thoughts on Truth Telling.* Recuperado el 22 de

May de 2017, de American College of Emergency Physicians: https://www.acep.org/clinical---practice-management/an-attorney-s-thoughts-on-truth-telling/

Life Support Choices. (2011). Obtenido de Society of Critical Care Medicine: http://www.myicucare.org/Adult-Support/Pages/Life-Support-Choices.aspx

Lowry, F. (02 de May de 2013). *Do Patients Need to Know They Are Terminally Ill?* Recuperado el May de 2016, de Medscape: http://www.medscape.com/viewarticle/803535

Mahan, K. (2019). *Death and Dying: Tools to Help Respiratory Therapists Handle Frequent Exposure to End of Life Care.* Recuperado el 14 de September de 2019, de National Center for Biotechnology Information: https://www.ncbi.nlm.nih.gov/pubmed/30826834

Mamede, S., & Schmidt, H. (January de 2014). Obtenido de PubMed: U.S. National Library of Medicine - National Institutes of Health: http://www.ncbi.nlm.nih.gov/pubmed/24330115

McConnell, K. (9 de December de 2012). *Diary of an intensive-care nurse.* Obtenido de New York Post: http://nypost.com/2012/12/09/diary-of-an-intensive-care-nurse/

McEntyre, M. C. (2015). *A Long Letting Go: Meditations on losing someone you love.* Grand Rapids, Michigan, United State of America:

Wm. B. Eerdmans Publishing Co. Recuperado
el 01 de December de 2016

Meier, D. E. (September de 2006). *AMA Journal of
Ethics® Volume 8, Number 9: 564-570.*
Recuperado el 11 de June de 2016, de America
Medical Association: Journal of Ethics:
http://journalofethics.ama-
assn.org/2006/09/ccas2-0609.html

Moller, D. W. (2000). *Life's End: Technocratic Dying
In An Age Of Spiritual Yearning.* New York ,
New York, United States of America: Baywood
Publishing Co., Inc. Recuperado el 1 de
February de 2017

Nuland, S. B. (1995). *How We Die: Reflections of Life's
Final Chapter.* New York, New York, United
States of America: First Vintage Books Edition.
Recuperado el 31 de January de 2017

O'Kelly, C. d., Urch, C., & Brown, E. A. (26 de
September de 2011). *Nephrology Dialysis
Transplantation.* Recuperado el 7 de June de
2016, de Oxford Jounals:
http://ndt.oxfordjournals.org/content/26/12/3838
.full

Online Sunshine - Official Internet Site of the Florida
Legislature. (2016). *Chapter 709.* Recuperado el
28 de May de 2017, de The 2016 Florida
Statutes:
http://www.leg.state.fl.us/Statutes/index.cfm?A
pp_mode=Display_Statute&URL=0700-
0799/0709/0709.html

Ray, J. (17 de November de 2019). *The road to hell is
paved with good intentions.* (I. Wikimedia

Foundation, Productor) Recuperado el 2 de January de 2020, de Wikipedia, the free encyclopedia: https://en.wikipedia.org/wiki/The_road_to_hell_ is_paved_with_good_intentions

Rinpoche, S. (2002). *The Tibetan Book of Living And Dying.* New York, New York, USA: HaperCollins Publishers. Recuperado el 8 de February de 2017

Rosenberg, Y. (10 de September de 2012). *Out-of-Pocket Medical Costs Threaten Seniors .* Obtenido de The Fiscan Times: http://www.thefiscaltimes.com/Articles/2012/09 /10/Out-of-Pocket-Medical-Costs-Threaten-Seniors

Sanchez, R. (13 de May de 2016). *California family given more time, can keep son on ventilator.* Obtenido de CNN: http://www.cnn.com/2016/05/12/health/californi a-israel-stinson-case/

SCAFoundation . (1 de February de 2018). *Sudden Cardiac Arrest Foundation.* Recuperado el 7 de August de 2019, de https://www.sca-aware.org/sca-news/aha-releases-latest-statistics-on-sudden-cardiac-arrest

Schneider, P. A. (16 de October de 1992). *In-Hospital Cardiopulmonary Resuscitation: A 30 Year Review.* Obtenido de http://www.jabfm.org/content/6/2/91.full.pdf

Span, P. (9 de August de 2012). *How Successful is CPR in Older Patients?* Obtenido de The New Old Age: Caring and Coping:

http://newoldage.blogs.nytimes.com/2012/08/09
/how-successful-is-cpr-in-older-patients/?_r=0

Stix, M. (10 de July de 2013). *Un-extraordinary measures: Stats show CPR often falls flat.* Obtenido de CNN Health: http://www.cnn.com/2013/07/10/health/cpr-lifesaving-stats/

Stix, M. (20 de July de 2013). *Un-extraordinary measures: Stats show CPR often falls flat.* Recuperado el 2017 de March de 2017, de CNN: http://www.cnn.com/2013/07/10/health/cpr-lifesaving-stats/

Strickland, S. L. (June de 2016). Respiratory Therapists' Involvement in End-of-Life Discussions: Stepping Up to the Plate. *Respiratory Care, 61*(7), 992. Recuperado el 14 de September de 2019, de Respiratory Care: http://rc.rcjournal.com/content/61/7/992

Tremmel, W. C. (1976). *Religion - What Is It?* Tampa, Florida: Holt, Rinehart and Winston.

Tremmel, W. C. (1976). *Religion: What Is It?* United States of America: Holt, Rinehart and Winston. Recuperado el 30 de November de 2016

Tremmel, W. C. (1976). *Religion: What Is It?* United States of America: Holt, Rinehart and Winston. Recuperado el 01 de December de 2016

West's Encyclopedia of American Law, e. 2. (27 de May de 2016). *The Free Dictionary.* Obtenido de "Death and Dying": http://legal-

dictionary.thefreedictionary.com/Death+and+D
ying

Whoriskey, P. (14 de December de 2014). *'Warehouses for the dying': Are we prolonging life or prolonging death?* Obtenido de The Washington Post: https://www.washingtonpost.com/news/storyline/wp/2014/12/12/warehouses-for-the-dying-are-we-prolonging-life-or-prolonging-death/

Williams-Murphy, M., & Murphy, K. (2011). *It's Ok To Die.* MKN, LLC. Recuperado el 1 de February de 2017

Wolcott, H. (November de 2008). *Educational Anthropology.* Recuperado el 07 de November de 2016, de IAE-Pedia: http://iae-pedia.org/Educational_Anthropology

Wolcott, H. F. (September de 1991). *Propriospect and the Acquisition of Culture.* Recuperado el 7 de June de 2016, de Anthropology and Education Quaterly: http://www.jstor.org/stable/3195765?seq=1#page_scan_tab_contents

Yang, M. (22 de February de 2013). *http://www.kevinmd.com/blog/2013/02/physicians-tend-decline-cpr-heroic-measures.html.* Obtenido de KevinMd.com: http://www.kevinmd.com/blog/2013/02/physicians-tend-decline-cpr-heroic-measures.html

Yi-Bin, C. (29 de May de 2014). Recuperado el 7 de June de 2016, de NIH - U.S. National Library of Medicine - Medline Plus:

https://www.nlm.nih.gov/medlineplus/ency/artic
le/001086.htm

Youngson, R. M. (13 de May de 2016). *Pacemakers.*
Obtenido de The Free Dictionary:
http://medical-
dictionary.thefreedictionary.com/pacemakers

Zhang, B. e. (8 de October de 2008). *Associations
Between End-of-Life Discussions, Patient
Mental Health, Medical Care Near Death, and
Caregiver Bereavement Adjustment.*
Recuperado el 10 de June de 2016, de JAMA:
The Journal of the American Medical
Association:
http://jama.jamanetwork.com/article.aspx?articl
eid=182700

C33 80

Índice

---

৩ ৪

Acerca Del Autor

Enrique es un individuo placentero. Su proceder apacible sirve como una fuente de diversas energias y expresiones que aportan equilibrio a su vida. El es cauteloso y aventurero, serio y risueño, cerebral e intuitivo, realista y espiritual. Su esposa le dirá que es enigmático y poco convencional. Este es el autor en pocas palabras.

Revision Retrospectiva:

La naturaleza inquisitiva de Enrique se hizo evidente a una edad muy temprana. El siempre buscaba el establecer profundas conversaciones filosóficas con su padre acerca de temas como la ciencia, la espiritualidad, las religiones y los asuntos metafísicos y esotéricos. El dirá que ningún tema estaba fuera de su alcance; todo lo que tenía que hacer era preguntar.

Eventualmente, Enrique emprendió diversos estudios en pre-medicina y se convirtió en Terapeuta de Vías Respiratorias en el 1973. A principios de la década del 1980, se graduó con un título en antropología de la Universidad del Sur de Florida, en Tampa. Durante su formación antropológica, dos puntos focales de atracción lo convocaron: religión y antropología médica. Su trayectoria educativa continuó atrayéndolo a las ciencias empíricas y a los estudios sociales y de comportamiento. A lo largo de sus años como Terapeuta Practicante

Respiratorio, Enrique continuó estudiando religión y espiritualidad desde una perspectiva intercultural.

A principios de la década del 1990, aceptó el cargo de Director de Cuidado Respiratorio y Rehabilitación Pulmonar en el antiguo Hospital de Transición en Tampa, Florida, pero finalmente se dio cuenta de que el puesto lo distanció de la atención directa al paciente que siempre prefirió. En fin, el termino renunciando su puesto de director.

La renuncia del puesto le concedió un año sabático del sistema de salud tradicional y le permitió continuar sus estudios en el campo de los métodos alternativos de sanación como los efectos del sonido, la sanación pránica, la sanación a través del aura y varias otras formas de emplear la energía y otros procedimientos espirituales. En el 1996, estudio y obtuvo los títulos de Maestro de Usui Shiki Ryoho Reiki y Maestro de Karuna® Reiki y comenzó a enseñar clases de certificación de Reiki bajo el nombre, *Los Iluminadores* en San Petersburgo, Florida. Su plan de estudios incluía clases sobre otros métodos alternativos de sanación, y su plataforma de enseñanza siempre incluyo la oportunidad de practicar el asesoramiento espiritual. Enrique también obtuvo certificaciones en Reflexología, Hipnoterapia, Cromoterapeuta, Terapeuta del Aura, Terapeuta de Sonido y Terapeuta de Chakras.

Un año después de su experiencia cercana a la muerte en el 2001, Enrique regresó al campo de la salud, pero esta vez, con una perspectiva completamente diferente. El reconoció la necesidad de integrar las prácticas holísticas con las terapias occidentales, tratando el cuerpo, la mente y el espíritu. A lo largo de su carrera de 45 años, su principal área de especialización fue el cuidado de pacientes en estado crítico y siempre ofreciendo su ayuda a los familiares. Con su renovado vigor y convicción, fusionó con éxito las filosofías occidentales y orientales de atención al paciente en su práctica profesional como terapeuta de vías respiratorias hasta su jubilación en el 2018.

Durante su tiempo libre, a Enrique le gusta tocar las tumbadoras, los bongos y la guitarra. Cantar karaoke y bailar con su esposa también son pasatiempos favoritos. Otros intereses creativos se extienden a la pintura al óleo, el arte gráfico y la fotografía. Ninguna de estas cosas sorprendería a nadie que lo conozca a él y a su familia, ya que proviene de una larga línea de artistas, autores, músicos y educadores.

Un día, mientras que Enrique estaba escribiendo, su esposa le preguntó,

¿Por qué finalmente escribes estos libros?

Involucrado en una conversación profunda con su teclado, Enrique se detuvo, levantó los ojos sobre el borde de sus gafas redondas de alambre negro, y con una sonrisa apacible dijo suavemente y sin duda,

Es hora.

Otros Libros del Autor

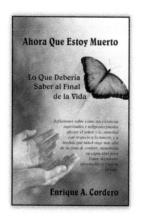

El primer libro del autor, *¡Es Difícil Morir! ¿Me Aferro A La Vida o Me Dejo Ir?* se enfoca en los aspectos prácticos y clínicos del proceso de morir. Este libro presenta el tema desde un enfoque metafísico y trascendental y aborda los problemas que afectan las dimensiones mentales, emocionales y espirituales de la persona moribunda, su familia y sus amigos.

Es difícil salirse de nuestra zona de confort; ese pequeño rincón en nuestras mentes que ofrece soledad y protección contra lo desconocido. Nuestra zona de confort es nuestra realidad y la protegemos de la intrusión, especialmente cuando se trata de pensamientos relacionados con la muere y sus procesos.

Si usted o un ser querido están confrontando problemas al final de la vida, este libro puede que le ayude a romper las incertidumbres y la angustia que se siente durante este momento tan desgarrador. A medida que surgen preguntas y situaciones angustiosas, es posible que se vea obligado a tomar decisiones difíciles con respecto a algunos de estos asuntos:

- ¿Estoy jugando a ser Dios?

- ¿Dejar ir o Aferrarme?

- ¿Qué sucede durante el proceso de muerte?

- Temor a la muerte

- Dolor y duelo

- ¿Entierro? ¿Cremación?

- Estar en paz con sus creencias religiosas y espirituales

- ¿Qué sucede después de la muerte?

Tal vez la adopción de nuevas ideas abra nuestras mentes y corazones a innumerables posibilidades. Una comprensión más profunda de los puntos de vista de otras religiones, culturas y etnias nos ayudará a ser más comprensivos, compasivos y respetuosos de las necesidades y deseos de la persona moribunda.

¿Estás listo para viajar más allá de tu zona de confort?

Contactar al autor

Correo electronico:

enrique@eacordero.com

Sitio web:

https://www.eacordero.com

Seguir:

Twitter, Instagram, and Facebook

Lightning Source UK Ltd.
Milton Keynes UK
UKHW020040280720
367273UK00011B/694

9 781945 812972